Kohlhammer

Die Autorin

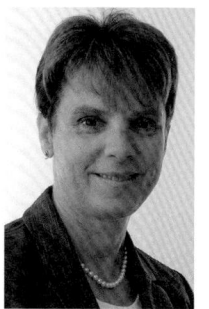

Prof. Dr. Christa Büker, Gesundheitswissenschaftlerin (MPH), Dipl.-Pflegemanagerin, Krankenschwester. Sie arbeitet als Professorin für Pflegewissenschaft an der Fachhochschule Bielefeld.

Christa Büker

Pflegende Angehörige stärken

Information, Schulung und Beratung als Aufgaben der professionellen Pflege

3., erweiterte und überarbeitete Auflage

Verlag W. Kohlhammer

Dieses Werk einschließlich aller seiner Teile ist urheberrechtlich geschützt. Jede Verwendung außerhalb der engen Grenzen des Urheberrechts ist ohne Zustimmung des Verlags unzulässig und strafbar. Das gilt insbesondere für Vervielfältigungen, Übersetzungen, Mikroverfilmungen und für die Einspeicherung und Verarbeitung in elektronischen Systemen.

Die Wiedergabe von Warenbezeichnungen, Handelsnamen und sonstigen Kennzeichen in diesem Buch berechtigt nicht zu der Annahme, dass diese von jedermann frei benutzt werden dürfen. Vielmehr kann es sich auch dann um eingetragene Warenzeichen oder sonstige geschützte Kennzeichen handeln, wenn sie nicht eigens als solche gekennzeichnet sind.

Es konnten nicht alle Rechtsinhaber von Abbildungen ermittelt werden. Sollte dem Verlag gegenüber der Nachweis der Rechtsinhaberschaft geführt werden, wird das branchenübliche Honorar nachträglich gezahlt.

Dieses Werk enthält Hinweise/Links zu externen Websites Dritter, auf deren Inhalt der Verlag keinen Einfluss hat und die der Haftung der jeweiligen Seitenanbieter oder -betreiber unterliegen. Zum Zeitpunkt der Verlinkung wurden die externen Websites auf mögliche Rechtsverstöße überprüft und dabei keine Rechtsverletzung festgestellt. Ohne konkrete Hinweise auf eine solche Rechtsverletzung ist eine permanente inhaltliche Kontrolle der verlinkten Seiten nicht zumutbar. Sollten jedoch Rechtsverletzungen bekannt werden, werden die betroffenen externen Links soweit möglich unverzüglich entfernt.

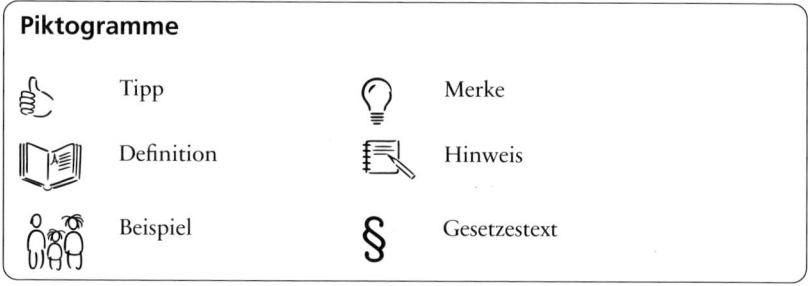

3., erweiterte und überarbeitete Auflage 2021

Alle Rechte vorbehalten
© W. Kohlhammer GmbH, Stuttgart
Gesamtherstellung: W. Kohlhammer GmbH, Stuttgart

Print:
ISBN 978-3-17-038686-0

E-Book-Formate:
pdf: ISBN 978-3-17-038687-7
epub: ISBN 978-3-17-038688-4
mobi: ISBN 978-3-17-038689-1

Inhalt

	Einleitung	9
1	**Situation pflegender Angehöriger**	**11**
	1.1 Pflege in der Familie	11
	1.2 Belastungen von pflegenden Angehörigen	14
	1.3 Häusliche Pflege als Bereicherung	17
	1.4 Notwendigkeit der Unterstützung pflegender Angehöriger	18
	1.5 Unterstützungsmöglichkeiten und Inanspruchnahme	19
2	**Rechtliche Grundlagen der Angehörigenunterstützung**	**23**
	2.1 Pflegeberufegesetz	23
	2.2 Pflegeversicherungsgesetz – SGB XI	24
	2.3 Krankenversicherungsgesetz – SGB V	27
	2.4 Nationale Expertenstandards	31
3	**Bausteine der Kompetenzförderung**	**35**
	3.1 Kompetenzförderung durch Information	36
	3.2 Kompetenzförderung durch Schulung und Anleitung	37
	3.3 Kompetenzförderung durch Beratung	38
4	**Information pflegender Angehöriger**	**41**
	4.1 Grundsatz der verständlichen Informationsvermittlung	42
	4.2 Evidenzbasiertheit von Informationen	45
	4.3 Beurteilung von schriftlichen Informationsmaterialien	48
	4.4 Erstellung von Informationsmaterialien	51
	4.5 Informationen aus dem Internet	53
	4.6 Hilfreiche Informationsportale für pflegende Angehörige	59
5	**Einzelschulung pflegender Angehöriger**	**61**
	5.1 Schulungsprozess	61
	5.2 Vorbereitung der Schulung	63

		5.2.1	Organisatorische Vorbereitung	64
		5.2.2	Sachanalyse	64
		5.2.3	Zusammenstellung der Schulungsmaterialien	65
	5.3	Orientierungsgespräch		66
		5.3.1	Situationsanalyse	66
		5.3.2	Feststellung von Vorwissen und Haltung	67
		5.3.3	Vereinbarung von Lernzielen	69
	5.4	Durchführung der Schulung		70
		5.4.1	Vermittlung von Wissen	70
		5.4.2	Demonstration	71
		5.4.3	Einübung durch den Angehörigen	72
		5.4.4	Beantwortung von Fragen	73
		5.4.5	Aushändigung von Info-Material	73
		5.4.6	Überprüfung der Zielerreichung	74
		5.4.7	Feedback und Verabschiedung	75
	5.5	Nachbereitung		76
		5.5.1	Nachgespräch	76
		5.5.2	Dokumentation des Schulungsverlaufs	77
		5.5.3	Reflexion	77
	5.6	Verschriftlichung des Schulungskonzepts		78
6	**Gruppenschulung pflegender Angehöriger**			**80**
	6.1	Planung eines Pflegekurses		81
		6.1.1	Kursziele	81
		6.1.2	Zielgruppe und Gruppengröße	81
		6.1.3	Zeitliche Gestaltung	82
		6.1.4	Örtlichkeit und Ausstattung	82
		6.1.5	Öffentlichkeitsarbeit	82
		6.1.6	Kursleitung	83
		6.1.7	Kursinhalte	84
		6.1.8	Planung einer Kurseinheit	86
	6.2	Durchführung einer Kurseinheit		88
		6.2.1	Vorbereitung der Treffen	88
		6.2.2	Begrüßung und Vorstellung	88
		6.2.3	Klärung der Erwartungen und Vorstellung der Kursreihe	89
		6.2.4	Regeln der Zusammenarbeit	90
		6.2.5	Vermittlung der Sachinhalte	91
		6.2.6	Feedback	92
		6.2.7	Verabschiedung	93
	6.3	Evaluation		93
	6.4	Online-Pflegekurse		94
7	**Beratung pflegender Angehöriger**			**97**
	7.1	Beratungsbedürfnisse pflegender Angehöriger		97
	7.2	Formen der Beratung		99

	7.3	Beratungsansätze	100
		7.3.1 Systemischer Beratungsansatz	101
		7.3.2 Lösungsorientierter Beratungsansatz	102
		7.3.3 Ressourcenorientierter Beratungsansatz	104
	7.4	Grundhaltung in der Beratung	105
	7.5	Der Beratungsprozess	108
	7.6	Gestaltung eines Beratungsgesprächs	111
		7.6.1 Vorbereitung der Beratung	111
		7.6.2 Durchführung der Beratung	112
		7.6.3 Abschluss und Nachbereitung der Beratung	113
	7.7	Telefon- und Online-Beratung	113
	7.8	Beratung zur Gewaltprävention in der Pflege	115
8	**Gestaltung des Lernklimas**		**118**
	8.1	Leitidee der »Hilfe zur Selbsthilfe«	118
	8.2	Beachtung der Grundsätze der Erwachsenenbildung	120
	8.3	Lernförderliche Faktoren	122
9	**Qualitätsmanagement**		**125**
	9.1	Qualitätskriterien der Angehörigenschulung und -beratung	125
	9.2	Evaluationsmethoden	127
	9.3	Gestaltung eines Fragebogens zur Evaluation	128
	9.4	Reflexion der Evaluationsergebnisse	133
10	**Handlungsfelder der Kompetenzförderung pflegender Angehöriger**		**135**
	10.1	Tägliche Pflegepraxis	135
	10.2	Entlassungsmanagement	136
	10.3	Pflegeberatungseinsätze	137
	10.4	Pflegekurse	138
	10.5	Häusliche Einzelschulungen	139
	10.6	Beratungsstellen und Pflegestützpunkte	140
	10.7	Case Management	141
	10.8	Patienteninformationszentren	141
	10.9	Pflegegeleitete Entscheidungsberatung	142
11	**Schlüsselqualifikationen beruflicher Handlungskompetenz**		**144**
	11.1	Qualifikationsprofil	144
		11.1.1 Fachkompetenz	144
		11.1.2 Methodenkompetenz	145
		11.1.3 Sozialkompetenz	147
		11.1.4 Personale Kompetenz	147
		11.1.5 Systemkompetenz	148

	11.2	Qualifikationsanforderungen der Kostenträger	150
	11.3	Qualifizierungsmöglichkeiten	150
12		**Bedeutung für die Professionalisierung der Pflege**	**153**

Anhang 155
    Anlage: Häusliche-Pflege-Skala HPS (BSFC: Burden Scale
    for Family Caregivers) (▶ Kap. 1.2) 155

Literaturverzeichnis 160

Stichwortverzeichnis 167

Einleitung

Tagtäglich kümmern sich Millionen Angehörige um hilfe- und pflegebedürftige Familienmitglieder. Dank ihrer Unterstützung können pflegebedürftige Menschen trotz ihres Hilfebedarfs ein weitgehend selbstständiges und selbstbestimmtes Leben in den eigenen vier Wänden führen. Pflegende Angehörige erbringen damit eine Leistung, die von der Gesellschaft mehr oder weniger stillschweigend erwartet, in ihrer Bedeutung jedoch kaum angemessen gewürdigt wird. Nur selten finden sie für ihre Probleme und Sorgen ein offenes Ohr. Wen interessiert es schon, wenn der demenzkranke Vater sich nicht mehr zurechtfindet und keinen Moment aus den Augen gelassen werden kann? Wer möchte hören, dass die Vereinbarkeit von Beruf und Pflege kaum noch möglich ist? Mit wem kann man über den Schmerz und die Trauer reden, die durch das langsame Abschiednehmen von einem geliebten Menschen zu bewältigen sind?

Das ständige Gebundensein an eine pflegebedürftige Person führt oftmals dazu, dass eigene Bedürfnisse stark vernachlässigt werden. Ein Großteil der pflegenden Angehörigen ist ausgebrannt und erschöpft, ohne dass dies von ihrer Umgebung wahrgenommen wird. Dabei benötigen Angehörige selbst Unterstützung, um auf Dauer den Belastungen des Pflegealltags standhalten zu können. Der pflegebedürftigen Person kann es nur gut gehen, wenn es auch den sie versorgenden Angehörigen gut geht.

Um die Gesundheit und Ressourcen von Angehörigen zu erhalten und zu fördern, bedarf es einer stärkeren Beachtung ihrer Bedürfnisse sowie wirkungsvoller Unterstützungsmaßnahmen. Dazu gehören Information und Schulung zur Förderung der Pflegekompetenz. Auf diese Weise wird den Familien der eigenverantwortliche und selbstbestimmte Umgang mit Krankheit und Pflegebedürftigkeit im Alltag erleichtert. Ein weiterer Bereich ist die Beratung, z. B. zum Umgang mit problematischen Verhaltensweisen einer pflegebedürftigen Person oder über Möglichkeiten der Selbstpflege und Entlastung. Letzteres ist besonders wichtig, da pflegende Angehörige oftmals regelrecht ermutigt werden müssen, eigene Bedürfnisse wahrzunehmen und zuzulassen.

Eine zentrale Rolle in der Förderung der Kompetenzen von Angehörigen kommt der professionellen Pflege zu. Als größte Berufsgruppe im Gesundheitswesen hat sie häufig den intensivsten Kontakt zu pflegebedürftigen Menschen und ihren Familien. Anliegen des Buchs ist es daher, professionell Pflegende stärker für die Situation betroffener Familien sowie für die Bedeutung der Kompetenzförderung pflegender Angehöriger durch edukative Aktivitäten zu sensibilisieren. Außerdem soll Pflegefachpersonen praxisorientiertes Wissen für die konkrete Ausgestaltung von Information, Schulung und Beratung an die Hand gegeben werden.

Nach einer kurzen Einführung in die Situation pflegender Familien werden zunächst die rechtlichen und gesetzlichen Rahmenbedingungen der Angehörigenunterstützung vorgestellt. Der Hauptteil des Buchs ist den verschiedenen Bausteinen der Kompetenzförderung gewidmet: In vier Kapiteln werden die Grundlagen der Information, Einzelschulung, Gruppenschulung sowie Beratung pflegender Angehöriger behandelt. Dabei werden auch neuere Interventionsformen wie Online-Schulungen, Online-Beratung oder die pflegegeleitete Entscheidungsberatung vorgestellt. Weitere Kapitel widmen sich der Gestaltung des Lernklimas, der Qualitätssicherung, den verschiedenen Arbeitsfeldern der Angehörigenunterstützung sowie den dafür erforderlichen Schlüsselqualifikationen. Abschließend soll die Bedeutung edukativer Aktivitäten für die Professionalisierung der Pflege thematisiert werden.

Das Buch richtet sich in erster Linie an Praktizierende in der Pflege. Zielgruppe sind Pflegefachpersonen, die in Bereichen mit häufigen Angehörigenkontakten tätig sind: in der ambulanten Pflege, im Krankenhaus- und Rehabilitationsbereich und in der stationären Langzeitversorgung. Ebenso zur Zielgruppe gehören Mentor*innen[1] und Praxisanleiter*innen in der Pflegeausbildung sowie Pflegende, die bereits im Beratungsbereich tätig sind (Beratungsstellen, Pflegestützpunkte, Case Management etc.).

---

[1] In diesem Werk wird überwiegend der »Gender-Stern« genutzt, um alle Geschlechter anzusprechen. Wenn bei bestimmten Begriffen, die sich auf Personengruppen beziehen, nur die männliche Form gewählt wurde, so ist dies nicht geschlechtsspezifisch gemeint, sondern geschah ausschließlich aus Gründen der besseren Lesbarkeit.

1 Situation pflegender Angehöriger

Zum besseren Verständnis der Bedarfs- und Problemlagen pflegender Angehöriger soll in diesem ersten Kapitel ein kurzer Einblick in ihre Lebens- und Belastungssituation gegeben werden. Zugleich wird aufgezeigt, in welchen Bereichen Angehörige am dringendsten einer Unterstützung bedürfen.

Zuvor gilt es noch zu klären, wer nachfolgend gemeint ist, wenn von »Angehörigen« gesprochen wird. In diesem Buch wird nicht generell ein enges Verwandtschaftsverhältnis zwischen einer pflegebedürftigen Person und den Personen, die sich um sie kümmern, vorausgesetzt. Hilfeleistungen erfolgen in zunehmendem Maße auch durch Wahlverwandte, Lebenspartner, Freunde, Nachbarn und andere nahe Bezugspersonen aus dem privaten Umfeld. Demzufolge schließt der Terminus »Angehörige« alle Personen ein, die sich einem pflegebedürftigen Menschen verwandtschaftlich und/oder emotional verbunden fühlen und im Spannungsfeld zwischen Fürsorge und Verpflichtung (Bauernschmidt & Dorschner 2018, S. 307) Hilfe, Pflege und Betreuung leisten. Ebenso ist der Begriff der »Familie« zu betrachten, entsprechend der Definition von Friedemann & Köhlen (2017), nach der die Familie einer bestimmten Person aus all jenen Mitmenschen besteht, mit denen sich die Person verbunden fühlt und Kontakt pflegt. Auch hier ist nicht unbedingt die unmittelbare verwandtschaftliche Beziehung ausschlaggebend für das Zusammengehörigkeitsgefühl von mehreren Personen als Familie.

»Angehörige« und »Familie« – begriffliche Klärung

1.1 Pflege in der Familie

In Deutschland gelten 4,1 Millionen Menschen als pflegebedürftig im Sinne des Pflegeversicherungsgesetzes (Statistisches Bundesamt 2020). Seit 1999 hat sich ihre Zahl verdoppelt. Diese Entwicklung ist zum einen der demografischen Entwicklung, zum anderen aber auch der vor einigen Jahren erfolgten Änderung des Pflegebedürftigkeitsbegriffs geschuldet. Die zunehmende Alterung unserer Gesellschaft wird mit hoher Wahrscheinlichkeit dazu führen, dass sich die Zahl der Pflegebedürftigen in den kommenden Jahren weiter erhöht. Der weitaus größte Teil von ihnen sind ältere Menschen: 80 % von ihnen sind 65 Jahre und älter, 34 % sind 85 Jahre und älter.

Pflegebedürftige Menschen in Deutschland

1 Situation pflegender Angehöriger

Bei der Gruppe der 85- bis unter 90-jährigen sind 49 % pflegebedürftig (ebd.). Daran wird sichtbar, dass mit zunehmendem Alter das Risiko, pflegebedürftig zu werden, steigt.

Pflege zu Hause und im Heim

Mehr als 3,3 Millionen der als pflegebedürftig anerkannten Menschen (80 %) werden zu Hause versorgt; ca. 818.000 Pflegebedürftige (20 %) leben in Heimen (ebd.). Von den häuslich versorgten Personen erhalten wiederum ca. 2,2 Millionen ausschließlich Pflegegeld, d. h. sie werden in der Regel allein durch Angehörige oder sonstige Pflegepersonen versorgt und betreut. Knapp 983.000 Pflegebedürftige werden durch ambulante Pflegedienste unterstützt, aber auch hier ist es in vielen Fällen die Familie, die den Großteil der Versorgung leistet.

Hervorgerufen wird die Pflegebedürftigkeit oftmals durch chronisch-degenerative Erkrankungen; viele der Betroffenen sind mehrfach erkrankt (Multimorbidität). Langjährige Krankheitsverläufe sind keine Seltenheit, mit entsprechenden Konsequenzen für die Versorgungsgestaltung und das Leben der gesamten Familie (Schaeffer 2006). Der Hilfebedarf gestaltet sich häufig sehr umfangreich und umfasst die Hilfe bei der Haushaltsführung, körperbezogene Unterstützung und spezielle pflegerische Maßnahmen, Begleitung zu Arztbesuchen, Ermöglichung sozialer Kontakte, emotionale Unterstützung sowie – im Falle kognitiver Beeinträchtigung – eine mitunter permanente Beaufsichtigung.

Stabilität häuslicher Pflegearrangements

Die Pflegebereitschaft von Familien zeigt sich seit etlichen Jahren ungebrochen hoch. Betrachtet man ▶ Tab. 1, wird ein Trend zur professionellen Pflege in Pflegeheimen oder durch ambulante Pflegedienste nicht erkennbar:

Tab. 1: Pflegebedürftigkeit und Versorgungsform im Zeitvergleich (Statistisches Bundesamt 2001 und 2020)

	1999	2019
Pflegebedürftige insgesamt	2.016.091	4.127.605
zu Hause versorgt	1.442.880	3.309.288
allein durch Angehörige	1.027.591	2.116.451
zusammen mit/durch ambulante Pflegedienste	415.289	982.604
Pflegebedürftige in Heimen	573.211	818.317

Diese nüchternen Zahlen entkräften das hartnäckige Vorurteil, pflegebedürftige Menschen würden häufig in ein Heim »abgeschoben«. Sie zeigen vielmehr, dass die meisten Pflegebedürftigen so lange wie möglich in der Familie versorgt werden und die häuslichen Pflegearrangements bemerkenswert stabil sind. Inwieweit sie als Beleg für den Erfolg gesundheitspolitischer Maßnahmen im Sinne des Grundsatzes »ambulant vor stationär« gewertet werden können, muss allerdings dahingestellt bleiben, denn es ist weniger das Angebot an ambulanten Dienstleistungsstrukturen, welches den Verbleib pflegebedürftiger Menschen in der häuslichen Umgebung sichert, sondern die beeindruckend hohe Pflegebereitschaft von Familien. Inwieweit diese in Zukunft jedoch aufrechterhalten werden kann, darf angesichts gesellschaftlicher und demografischer Entwicklungen bezweifelt werden.

Im Durchschnitt sind in den Familien zwei Personen an der Betreuung eines pflegebedürftigen Menschen beteiligt, bei einem Drittel der Fälle ist es sogar nur eine Person (Gräßel & Behrndt 2018; Rothgang & Müller 2018). Hierin spiegelt sich die soziale Veränderung unserer Gesellschaft: Immer kleiner werdende Familien und die räumliche Trennung der Generationen führen dazu, dass die »Last der Pflege« sich auf eine Hauptpflegeperson konzentriert.

Hauptpflegeperson

Die Hauptpflegeperson gehört in aller Regel zum engeren Kern der Familie. Bei verheirateten Pflegebedürftigen pflegt häufig der Ehepartner, bei verwitweten die Tochter oder der Sohn, bei pflegebedürftigen Kindern ist es die Mutter, die sich für das Pflegegeschehen zuständig zeigt. In etwa zwei Drittel aller Fälle ist die Hauptpflegeperson weiblich. Der Anteil der Männer nimmt seit einigen Jahren zu. Sie treten zumeist in Erscheinung, wenn es sich um die Pflege ihrer Ehefrau/Partnerin handelt.

Die meisten Hauptpflegepersonen befinden sich im Alter zwischen 50 und 70 Jahren, das Durchschnittsalter beträgt 59 Jahre (ebd.). Damit pflegt gar nicht mehr unbedingt die so genannte »Sandwich-Generation«, also jene, die sowohl noch eigene, jüngere Kinder als auch die Eltern zu versorgen hat. Vielmehr findet Pflege hauptsächlich innerhalb der älteren Generation statt. Es sind in erster Linie Menschen in der »dritten Lebensphase«, die jene in der »vierten Lebensphase« pflegen (Schneekloth 2006, S. 408). Dementsprechend steht der größte Teil der pflegenden Angehörigen nicht (mehr) im Erwerbsleben. Allerdings sind es immerhin noch 30–40 % der Hauptpflegepersonen, die in mehr oder weniger großem Umfang einer Berufstätigkeit nachgehen und damit einer Mehrfachbelastung von Arbeit, Familie, Haushalt und Pflege unterliegen. Nicht wenige Angehörige reduzieren wegen der Pflege ihre Arbeitszeit oder müssen sie ganz aufgeben. Ein nicht unerheblicher Teil der Hauptpflegepersonen (ca. 10 %) ist übrigens älter als 80 Jahre. Dabei geht es in aller Regel um die Partnerpflege. Diese Pflegearrangements mit hochaltrigen Beteiligten werden – bezogen auf die Unterstützungsleistungen – viel zu wenig beachtet, obwohl sie ausgesprochen fragil sind und jederzeit zusammenbrechen können.

Die Übernahme der Pflege wird von den Familien und der Gesellschaft häufig als Selbstverständlichkeit betrachtet. Zentrale Motive sind Liebe und Zuneigung zur pflegebedürftigen Person, Vertrautheit und Familienzusammenhalt, aber auch Pflichtgefühl sowie der Wunsch, etwas zurückgeben zu wollen (Bestmann et al. 2014). Weitere Gründe liegen in religiösen Überzeugungen bzw. Wertvorstellungen oder finanziellen Erwägungen vor dem Hintergrund der hohen Kosten einer professionellen Versorgung. Eine Rolle spielen ferner die Erwartungen anderer, sowohl der übrigen Familienmitglieder oder Nachbarn als auch die des Pflegebedürftigen selbst. Ein Großteil der pflegebedürftigen Menschen lehnen es ab, von jemand anderem gepflegt zu werden (Rothgang & Müller 2018).

Pflege als Selbstverständlichkeit

Eher selten wird der Entschluss zur Pflege bewusst gefällt, insbesondere wenn sich Pflegebedürftigkeit schleichend entwickelt. Geht es zunächst nur

Häufiges Fehlen einer bewussten Entscheidung zur Übernahme der Pflege darum, häufiger als früher nach dem Rechten zu sehen oder Einkäufe zu erledigen, entwickelt sich allmählich ein immer umfassenderer Hilfebedarf bis hin zur Unterstützung beim Waschen, Anziehen oder Toilettengängen. Aber auch bei plötzlicher Pflegebedürftigkeit, z. B. bedingt durch einen Schlaganfall, ist die Übernahme der Pflege oftmals keine bewusste Entscheidung, vielmehr werden Angehörige mit der neuen Aufgabe förmlich überrumpelt. Unter Umständen liegt in dieser fehlenden Entscheidungsfreiheit bereits ein gewichtiger Faktor für die Schwere der empfundenen Belastung durch die Pflege.

1.2 Belastungen von pflegenden Angehörigen

Die Übernahme der Pflege einer nahestehenden Person geht für die Angehörigen mit zahlreichen Herausforderungen einher, die sowohl positiv als auch negativ empfunden werden können. Zahlreiche Untersuchungen zeigen auf, dass es sich bei den pflegenden Angehörigen um eine vulnerable Personengruppe handelt, die vielfältigen Belastungen ausgesetzt ist (u. a. Rothgang & Müller 2018; Gräßel & Behrndt 2016; Rothgang et al. 2015). Zu den hauptsächlichen Belastungsfaktoren gehören:

Belastungsfaktoren
- *Zeitliche Belastung:* Die Versorgung eines Pflegebedürftigkeiten ist häufig ein Full-Time-Job: Durchschnittlich 37,5 Stunden pro Woche werden für Hilfe, Pflege und Betreuung aufgewendet (BMG 2011). Viele pflegende Angehörige stehen in permanenter Einsatzbereitschaft rund um die Uhr zur Verfügung. Äußerst belastend ist es, wenn regelmäßig die Nachtruhe gestört wird und die Zeit für eine nachhaltige Regeneration fehlt.
- *Gesundheitliche Belastung:* Da – wie bereits angesprochen – ein Großteil der Hauptpflegepersonen 50 Jahre und älter ist, liegen in vielen Fällen bereits eigene gesundheitliche Beschwerden vor. Pflegebedingt kommen u. U. physische und psychische Beschwerden wie Rückenschmerzen, Herz- und Magenbeschwerden, Schlafstörungen, Erschöpfung, Burnout und Depressionen hinzu. Pflegende Angehörige sind häufiger und länger krank als andere Menschen (Billinger 2011), so dass häusliche Pflege durchaus als Gesundheitsrisiko bezeichnet werden kann. Trotz dieser Erkenntnis gibt es bislang kaum gezielte Maßnahmen der Prävention und Gesundheitsförderung für pflegende Angehörige.
- *Emotionale Belastung:* Der körperliche und geistige Abbau eines Familienmitglieds ist für viele Angehörige schwer zu ertragen. Sich unausweichlich verschlechternde Krankheitszustände lösen Gefühle der Hilflosigkeit und Trauer aus. Besonders hoch ist die Belastung, wenn bei der pflegebedürftigen Person eine dementielle Erkrankung vorliegt und es zu Veränderungen der Persönlichkeit und einer zunehmenden Beeinträch-

tigung der geistigen Fähigkeiten kommt. Sie erhöhen bei den betroffenen Angehörigen im Vergleich zu Angehörigen, die eine Person ohne dementielle Erkrankung pflegen, das Risiko für eigene psychosomatische Beschwerden (▶ Tab. 2).
- *Soziale Belastung:* Pflegende Angehörige haben oftmals wenig bis gar keine Zeit, um soziale Kontakte zu pflegen, Hobbys aktiv auszuüben oder gar Urlaub zu machen. Spontane Besuche bei Freunden sind nicht mehr möglich. Einladungen können nicht wahrgenommen werden, wenn niemand anderes zur Verfügung steht, der sich in dieser Zeit um die pflegebedürftige Person kümmert. Soziale Isolierung und Spannungen im Familienleben können die Folge sein.

Hinzu kommt mitunter auch eine *finanzielle Belastung*, wenn beispielsweise Angehörige aufgrund der Anforderungen der Pflege ihre Berufstätigkeit reduzieren oder ganz aufgeben müssen.

Ausmaß der subjektiven Belastung	bei Demenz der pflegebedürftigen Person	bei Nicht-Demenz der pflegebedürftigen Person	Risiko für psychosomatische körperliche Beschwerden
Nicht bis gering	33,8 %	61,4 %	Nicht erhöht
Mittelgradig	25,3 %	24,4 %	Erhöht
Stark bis sehr stark	40,9 %	14,2 %	Stark erhöht

Tab. 2: Ausmaß der subjektiven Belastung bei Demenz bzw. Nicht-Demenz (Größel & Behrndt 2016, S. 175)

77 % der Hauptpflegepersonen empfinden die Belastungen der Pflege als eher stark bis sehr stark (BMG 2011). Wie bereits erwähnt, wird die Belastung als besonders hoch empfunden, wenn es sich bei dem zu Pflegenden um einen demenziell erkrankten Menschen handelt. Hier zeigt sich, dass pflegende Angehörige keineswegs eine homogene Gruppe mit gleich empfundener Belastung und ähnlichen Unterstützungserfordernissen bilden. Vorliegende Erkenntnisse legen vielmehr nahe, ein differenziertes Bild dieser Zielgruppe zu entwickeln und Unterkategorien zu bilden, die sich z. B. auf das Verwandtschaftsverhältnis zwischen der pflegenden und der pflegebedürftigen Person oder die Art der gesundheitlichen Beeinträchtigung des Pflegebedürftigen beziehen. So haben beispielsweise Eltern, die ein behindertes Kind pflegen, andere Belastungen und Unterstützungsbedürfnisse als ein Ehemann mittleren Alters, der sich um seine schwer krebskranke Ehefrau kümmert oder eine Tochter, die ihren demenzkranken Vater versorgt. Auch berufstätige pflegende Angehörige unterscheiden sich in ihrer Belastungsituation von Angehörigen, die sich bereits in der nachberuflichen Phase befinden (Seidl & Voss 2020).

Verschiedene Gruppen pflegender Angehöriger

Heterogenität pflegender Angehöriger

> **Pflegende Angehörige sind keine homogene Gruppe!**
>
> Sie lassen sich charakterisieren …
>
> - … anhand soziodemografischer Merkmale (Alter, Geschlecht).
> - … durch Beschreibung der (Verwandtschafts-)Beziehung zur pflegebedürftigen Person.
> - … bezogen auf die gesundheitliche Beeinträchtigung der pflegebedürftigen Person.
> - … bezogen auf Umfang, Dauer und Phase der Pflegesituation.
> - … bezogen auf Bildungsgrad, Herkunft, Lebenssituation und sozioökonomischen Status.
> - … bezogen auf die räumliche Entfernung zur pflegebedürftigen Person.

Distance Caregiver

Eine bislang wenig beachtete Gruppe pflegender Angehöriger sind die sogenannten *distance caregiver*, die Hilfe und Unterstützung aus der Ferne leisten. Bedingt durch ihre berufliche Tätigkeit leben erwachsene Kinder heutzutage oftmals in erheblicher geografischer Entfernung von den Eltern. Gleichwohl haben sie den Wunsch, sich im Falle von Hilfe- und Pflegebedürftigkeit um die Eltern zu kümmern. Auch wenn sie keine unmittelbare pflegerische Tätigkeit vor Ort leisten können, so tragen sie dennoch Sorge für ein gelingendes Pflegearrangement, indem sie die Versorgung organisieren und koordinieren. Sie kommunizieren mit dem Pflegedienst und dem Hausarzt/der Hausärztin, organisieren den Mahlzeitendienst und eine Reinigungshilfe, leisten emotionale Unterstützung durch regelmäßige Anrufe, erinnern die Eltern telefonisch an die Medikamenteneinnahme, regeln die finanziellen Angelegenheiten und vieles mehr (Kricheldorff et al. 2019). Auch diese Angehörigen haben besondere Belastungen und Unterstützungsbedürfnisse. Sie sind z. B. in hohem Maße auf eine gelingende Kommunikation mit dem ambulanten Pflegedienst angewiesen.

Belastungen durch die Corona-Pandemie

Seit der Corona-Pandemie sehen sich pflegende Angehörige mit zusätzlichen Herausforderungen und Belastungen konfrontiert. Dazu gehören die Verringerung der sozialen Kontakte mit Isolation und Einsamkeitsgefühlen, der (zeitweise) Wegfall von Unterstützungsleistungen, wie beispielsweise Tagespflege, und damit ein erhöhter Betreuungs- und Pflegeaufwand. Hinzu kommt die Sorge vor einer COVID-19-Infektion sowohl der pflegebedürftigen als auch der eigenen Person (Eggert et al. 2020; Geyer et al. 2020). Eine unter Federführung der Deutschen Gesellschaft für Pflegewissenschaft (2020) entstandene Leitlinie enthält wichtige Hinweise für ambulante Pflegedienste zur Unterstützung pflegender Angehöriger unter den Bedingungen der COVID-19-Pandemie. Sie steht zum Download auf der Homepage der DGP oder der Homepage der AWMF (Arbeitsgemeinschaft der wissenschaftlichen medizinischen Fachgesellschaften) bereit.

> **Tipp**
>
> Für die Erfassung der subjektiven Belastung pflegender Angehöriger stehen verschiedene Assessment-Instrumente zur Verfügung. Ein häufig genutztes Instrument ist die *Häusliche-Pflege-Skala HPS* (▶ Anlage), die wissenschaftlich entwickelt wurde (Gräßel et al. 2014), internationale Anerkennung findet (*Burden Scale for Family Caregivers BSFC*) und auch in der Leitlinie der DEGAM »Pflegende Angehörige von Erwachsenen« empfohlen wird (DEGAM 2018). Die Skala kann in Beratungsgesprächen mit pflegenden Angehörigen eingesetzt werden, um sich zu Beginn ein Bild von der Situation der Ratsuchenden machen zu können. Das Instrument steht als Langversion mit 28 Items sowie als Kurzversion mit 10 Items zum Download im Internet in 20 Sprachen frei zur Verfügung (www.caregiver-burden.eu).

Erfassung der Belastung pflegender Angehöriger

1.3 Häusliche Pflege als Bereicherung

Häufig herrscht eine einseitig defizitorientierte Sichtweise auf die Situation von pflegenden Angehörigen. Dabei gibt es – neben den zweifellos vorhandenen Belastungen – auch positive Aspekte häuslicher Pflege. Die Sorge umeinander ist eine besondere soziale Fähigkeit von uns Menschen und bringt auch die Möglichkeit mit sich, Beziehungen zu vertiefen. Als Benefit kann auch das Gefühl, gebraucht zu werden und die Freude darüber, mit der pflegebedürftigen Person zusammen sein zu können, gesehen werden (Gräßel & Behrndt 2016). Häusliche Pflege bietet ferner die Chance zur persönlichen Weiterentwicklung und Bereicherung des eigenen Lebens, denn pflegende Angehörige entwickeln im Laufe der Zeit vielfältige Kompetenzen. Viele Familien übernehmen komplexe und verantwortungsvolle Versorgungsaufgaben. Ihre Expertise, Autonomie und Selbstbestimmung zu fördern, sie ernst zu nehmen und wertzuschätzen sollte daher für alle professionellen Akteure selbstverständlich sein.

Inwieweit pflegenden Angehörigen eine positive Bewältigung gelingt, hängt entscheidend von den Ressourcen und Fähigkeiten einer Person ab (Mischke 2012, S. 170):

Faktoren einer gelingenden Bewältigung

Bedeutsame Ressourcen aus der Perspektive pflegender Angehöriger

- Eigenes Wohbefinden
- Pflegerechte Wohnsituation
- Soziale Netzwerke/Beziehungen im weiteren Bekanntenkreis

- Optimistische, positive Lebenseinstellung
- Das Gefühl, mit der Situation umgehen zu können
- Zeit haben für sich selbst
- Das Gefühl, eine gute Beziehung zur pflegebedürftigen Person zu haben
- Familienstabilität, Erleben eines familiären Zusammenhalts
- Das Gefühl, eine gute Pflegearbeit zu leisten
- Kenntnisse über Ursachen und Folgen der Erkrankung der pflegebedürftigen Person
- Die Unterstützung durch engagierte Pflegedienste
- Die Möglichkeit von Nähe und Distanz/Abstand zum Pflegebedürftigen
- Kontakte zu anderen pflegenden Angehörigen
- Finanzielle Mittel/Möglichkeiten

Professionell Pflegende, wie beispielweise ambulante Pflegedienste, können einen wichtigen Beitrag dazu leisten, diese Ressourcen zu fördern, beispielsweise durch Information, Schulung und Beratung sowie das Aufzeigen von Entlastungsmöglichkeiten.

Ohne die Belastungen der häuslichen Pflege negieren zu wollen, bleibt festzuhalten, dass es als durchaus bereichernd erlebt werden kann, sich um eine andere Person zu kümmern. Das Wissen darum, eine gute Pflege zu leisten und damit den Verbleib des pflegebedürftigen Familienmitglieds in der Häuslichkeit sicherzustellen, kann pflegende Angehörige berechtigterweise mit Stolz und Zufriedenheit erfüllen.

1.4 Notwendigkeit der Unterstützung pflegender Angehöriger

Erhalt der Tragfähigkeit des Familiensystems

Insgesamt kann von einer hohen Bereitschaft der Familien ausgegangen werden, sich um ihre pflegebedürftigen Mitglieder zu kümmern. Sowohl die Angehörigen als auch die Betroffenen selbst bevorzugen den Verbleib in der häuslichen Umgebung (Gräßel & Behrndt 2016). Allerdings kann die Versorgung eines pflegebedürftigen Menschen auf Dauer nur durch ein tragfähiges und belastbares Familiensystem geleistet werden. Die Unterstützung pflegender Angehöriger ist notwendig, um:

- die eigene Gesundheit und die Lebensqualität der Angehörigen zu erhalten,
- familiale Pflegebereitschaft zu erhalten und zu fördern,
- Autonomie und Selbstbestimmung von Familien zu stärken,
- Eigenverantwortung der Familie im Umgang mit Krankheit und Pflegebedürftigkeit zu fördern und
- eine bedarfs- und bedürfnisgerechte Versorgung der Pflegebedürftigen sicherzustellen und ihre Lebensqualität zu erhalten.

Eine Überlastung der Angehörigen kann negativen Einfluss auf die Art des Umgangs mit der pflegebedürftigen Person haben. Insbesondere bei der Pflege von Menschen mit Demenz besteht ein erhöhtes Risiko für »abusive behavior«, d. h. problematische Verhaltensweisen wie beispielsweise Vernachlässigung, verbale Aggressivität oder körperliche Gewalt (▶ Kap. 7.8).

Auch ökonomische Gründe spielen eine Rolle: Pflege in der Familie ist fast immer kostengünstiger als in einer stationären Pflegeeinrichtung, wo die Kosten für Pflege und Unterbringung durchschnittlich bei 1.891 Euro liegen (Statista 2021). Volkswirtschaftlich betrachtet, macht es also durchaus Sinn, Angehörige zu stützen und zu stärken, um den Verbleib von pflegebedürftigen Menschen in der Familie so lange wie möglich sicherzustellen.

Kostengründe

Und noch ein weiterer Grund spricht für die Unterstützung pflegender Angehöriger: Die demografische Entwicklung mit der abnehmenden Zahl junger Menschen wird auch Auswirkungen auf die Beschäftigten in der Pflege haben. Professionell Pflegende werden in Zukunft nicht mehr in hinreichender Anzahl zur Verfügung stehen. Bereits jetzt gestaltet sich beispielsweise die Personalgewinnung für stationäre und ambulante Pflegeeinrichtungen schwierig. Bei gleichzeitiger Zunahme der pflegebedürftigen Menschen zeichnet sich eine prekäre Entwicklung ab, die mehr denn je den Erhalt des Pflegepotenzials in der Familie erforderlich macht.

Rückgang der professionellen Pflege

1.5 Unterstützungsmöglichkeiten und Inanspruchnahme

Mit Inkrafttreten der Pflegeversicherung Mitte der 1990er Jahre wurden verschiedene Möglichkeiten der Unterstützung von pflegenden Angehörigen auf den Weg gebracht. Dazu gehören Pflege- und Betreuungsangebote (ambulante Pflege, Tages- und Nachtpflege, Kurzzeitpflege, Verhinderungspflege, Betreuungsgruppen, Haushaltshilfe, betreuter Urlaub), Beratungsangebote (Pflegeberatungseinsätze, Einrichtung von Pflegestützpunkten und andere Beratungsstellen) sowie Schulungsangebote (Pflegekurse, häusliche Einzelschulungen). Für berufstätige Angehörige wurden das Pflegezeitgesetz und das Familienpflegezeitgesetz geschaffen. Unterstützung leisten ferner Selbsthilfegruppen und Angehörigengesprächskreise.

Inanspruchnahme von Hilfen

Allerdings nimmt trotz des erheblichen Belastungspotenzials der häuslichen Pflege nur ein vergleichsweiser geringer Teil der Angehörigen Hilfe in Anspruch. Eine BARMER-Versichertenbefragung aus 2018 kam zu folgenden Erkenntnissen:

- Lediglich ein knappes Drittel der Familien erhielt Unterstützung durch einen ambulanten Pflegedienst in Form von Pflegesachleistungen oder Kombinationsleistungen.

- Leistungen der teilstationären Pflege (Tagespflege, Nachtpflege) wurden von knapp 4 % der anspruchsberechtigten Personen genutzt, wobei die Nachtpflege so gut wie gar nicht ins Gewicht fiel.
- Verhinderungspflege wurde von einem Drittel der Familien in Anspruch genommen, entweder durch einen ambulanten Pflegedienst oder eine andere Person.
- Kurzzeitpflege wurde von etwa 20 % der pflegebedürftigen Personen wahrgenommen.
- Betreuungs- und Haushaltshilfe nutzten 27 % der Pflegebedürftigen.
- Nur sehr wenige Familien nahmen niedrigschwellige Betreuungsgruppen oder betreute Urlaube in Anspruch.
- Ebenfalls im einstelligen Prozentbereich lagen die Inanspruchnahme eines Pflegekurses, einer häuslichen Einzelschulung oder der Besuch einer Selbsthilfegruppe. (Rothgang & Müller 2018)

24-Stunden-Pflege

Gesetzliche Regelungen, wie das Pflegezeitgesetz oder das Familienpflegezeitgesetz, die als Erleichterung für berufstätige pflegende Angehörige gedacht sind, werden ebenfalls nur vereinzelt angenommen. Um so größer ist mutmaßlich ein anderer Bereich der Unterstützung von pflegebedürftigen Menschen, nämlich die sogenannte *24-Stunden-Pflege*. Insbesondere Frauen aus Osteuropa üben hierzulande diese Arbeit aus. Ihre genaue Anzahl ist unbekannt, da viele in Schwarzarbeit tätig sind. Vorsichtige Schätzungen gehen von 115.000–300.000 Personen aus (Böning & Steffen 2014). Problematisch sind die prekären Arbeitsbedingungen und fehlende Qualitätskontrollen der Versorgung.

Ursachen der geringen Inanspruchnahme

Der Nichtinanspruchnahme von Hilfen liegen verschiedene Ursachen zugrunde, wie Kostengründe, Informationsdefizite, Angebotslücken in einer Region oder Unzufriedenheit mit der Qualität von Leistungen (Rothgang & Müller 2018). Einer der wesentlichen Gründe kann darin gesehen werden, dass das vorhandene Angebot nicht der Hilfe entspricht, die Angehörige eigentlich benötigen oder erwarten. Immer noch steht bei vielen professionellen Akteuren die pflegebedürftige Person im Mittelpunkt, während die Bedürfnisse und Wünsche der Familien kaum wahrgenommen oder berücksichtigt werden. Zudem wird die bereits angesprochene Heterogenität der pflegenden Angehörigen bislang viel zu wenig in den Blick genommen.

Da die Nutzung von Entlastungsangeboten auch immer mit einem gewissen bürokratischen Aufwand sowie Organisations- und Koordinationsaufwand verbunden ist, müssen sie als hilfreich und zufriedenstellend empfunden werden. Externe Hilfe kann in den Augen von Angehörigen sogar eine zusätzliche Belastung darstellen, wenn beispielsweise die eingespielte Tagesroutine gestört wird oder Veränderungen der Wohnumgebung die Folge sind. Pflegende Angehörige nehmen Hilfe nur an, wenn sie ihnen eine echte Entlastung im Pflegealltag bringt (Büscher 2007). Ist dies nicht der Fall, werden sie versuchen, die »Störung« ihres Alltags durch professionelle Helfer so gering wie möglich zu halten.

Eine nicht unwesentliche Rolle spielt auch die Ablehnung externer Hilfe durch die pflegebedürftige Person selbst sowie die generelle Zurückhaltung gegenüber Hilfeangeboten. Schneekloth und Wahl (2008, S. 235) sprechen von einer fehlenden Kultur des »Sichhelfenlassens«. Mitunter werden auch die eigenen Ressourcen überschätzt, insbesondere zu Beginn einer Pflegesituation, wenn der Umfang der Beanspruchung durch die häusliche Pflege noch nicht erfasst werden kann.

> **Merke**
>
> Gleichwohl wünschen sich pflegende Angehörige mehr Unterstützung. In einem von der Europäischen Union geförderten Projekt zur Untersuchung der Situation pflegender Angehöriger in sechs europäischen Ländern (EUROFAMCARE) wurde bereits vor etlichen Jahren deutlich, welche Unterstützung Angehörige vordringlich benötigen:
>
> - Entlastung und Erholung,
> - Information, Beratung und Training pflegerischer Fertigkeiten sowie
> - Möglichkeiten der Aussprache
>
> (Mestheneos & Triantafillou 2005).

Will man das familiale Pflegepotenzial erhalten, müssen die Wünsche und Bedürfnisse der pflegenden Angehörigen verstärkt Berücksichtigung finden. Handlungsbedarf – insbesondere für Kostenträger wie Kranken- und Pflegekassen – besteht insbesondere darin, zielgruppenspezifische Angebote der Unterstützung von pflegenden Angehörigen zu entwickeln. Zugleich muss der gesundheitlichen Situation der Angehörigen größere Aufmerksamkeit gewidmet werden und gesundheitsfördernde Angebote auf den Weg gebracht werden (Bohnet-Joschko 2020). Familien müssen ermutigt werden, Hilfen anzunehmen. Hier kann die professionelle Pflege mit ihrem unmittelbaren und intensiven Kontakt zu pflegebedürftigen Menschen und ihren Familien eine zentrale Rolle spielen. Dazu gehört jedoch zuallererst ein verstärktes Bewusstsein für die Bedeutung einer *familienorientierten Pflege* – sowohl im ambulanten als auch im stationären Bereich (Friedemann & Köhlen 2017). Familienorientierte Pflege bedeutet:

Handlungsbedarf

- pflegende Angehörige wertzuschätzen,
- sie als Partner im Pflegegeschehen zu begreifen,
- ihre eigenen Wünsche und Bedürfnisse zu erfassen und sie mit in den Pflegeprozess zu integrieren und
- sie als Experten ihrer Lebenssituation zu akzeptieren und zu respektieren.

Familienorientierte Pflege bedeutet auch, Familien bei der Bewältigung von Krankheit und Pflegebedürftigkeit zu unterstützen und – im Sinne von

Familienorientierung in der Pflege

Primärprävention – zum Erhalt und zur Förderung der Gesundheit pflegender Angehöriger beizutragen.

Zusammenfassung

Trotz aller gesellschaftlichen und sozialen Veränderungen wird immer noch der weit überwiegende Teil pflegebedürftiger Personen zu Hause durch die Familie betreut. Die Versorgung eines Pflegebedürftigen stellt häufig eine große Herausforderung für die Angehörigen dar, insbesondere wenn die Last der Pflege auf einer einzigen Person ruht und diese sich ebenfalls im höheren Lebensalter befindet. Und dennoch: Viele Familien sind bereit, sich um ihre hilfe- und pflegebedürftigen Mitglieder zu kümmern. Sie wollen dies nicht nur zu Hause, sondern auch, wenn der Pflegebedürftige sich im Krankenhaus befindet oder in ein Altenheim übergesiedelt ist. Sie darin zu unterstützen, ist jetzt und zukünftig eine der vordringlichsten Aufgaben der professionellen Pflege in nahezu allen pflegerischen Settings.

2 Rechtliche Grundlagen der Angehörigenunterstützung

Maßnahmen der Angehörigenunterstützung, in Form von Information, Schulung oder Beratung, finden sich in verschiedenen Gesetzen, Regelwerken und Empfehlungen als Aufgabe der Pflege verankert: im Pflegeberufegesetz, im Pflegeversicherungs- und Krankenversicherungsgesetz oder in den Nationalen Expertenstandards in der Pflege. Anliegen dieses Kapitels ist es, einen Überblick über die wichtigsten gesetzlichen und rechtlichen Regelungen zu geben. Wer sich weniger für diese – zugegebenermaßen etwas »trockene« – Materie interessiert, möge dieses Kapitel zunächst überschlagen und ggf. zu einem späteren Zeitpunkt darauf zurückkommen.

2.1 Pflegeberufegesetz

Eine Verankerung edukativer Aktivitäten als Aufgabe der Pflege gelang erstmalig im Jahr 2004 mit der damaligen Neuordnung der Ausbildungsgesetze in der Alten- und Krankenpflege. Auch im Jahr 2020 novellierten Pflegeberufegesetz (PflBG) wird die Beratung, Anleitung und Schulung von zu pflegenden Menschen und ihrem sozialen Netzwerk als eigenverantwortliche Tätigkeit betont.

Neuordnung der Ausbildung

> »(3) Die Ausbildung soll insbesondere dazu befähigen,
>
> 1. die folgenden Aufgaben selbstständig auszuführen:
>   [...]
>   f) Beratung, Anleitung und Unterstützung von zu pflegenden Menschen bei der individuellen Auseinandersetzung mit Gesundheit und Krankheit sowie bei der Erhaltung und Stärkung der eigenständigen Lebensführung und Alltagskompetenz *unter Einbeziehung ihrer sozialen Bezugspersonen,*
>   [...]« (PflBG § 5 Abs. 3, Satz 1 f.; Hervorhebung durch die Verfasserin).

Nähere Erläuterungen hierzu finden sich in der Ausbildungs- und Prüfungsverordnung für die Pflegeberufe (PflAPrV). Hier wird an verschiedenen Stellen darauf verwiesen, dass in der Ausbildung bzw. im Studium die Kompetenz erworben werden soll, Information, Schulung und Beratung bei Menschen aller Altersgruppen verantwortlich zu organisieren, zu gestalten, zu steuern und zu evaluieren. Auch die Anleitung von Bezugspersonen, die Stärkung der Kompetenz von Angehörigen im Umgang mit pflegebedürftigen Menschen sowie die Unterstützung und Förderung der Familiengesundheit sollen als Kompetenzen erworben werden.

2.2 Pflegeversicherungsgesetz – SGB XI

Aufklärung und Beratung

Mit Einführung des Pflegeversicherungsgesetzes (SGB XI) im Jahr 1995 wurde die Beratung und Schulung von Angehörigen gleich mehrfach verankert. Eine allgemeine Aufklärungspflicht der Pflegekassen über ihre Leistungen sowie die Hilfen anderer Träger werden im § 7 (Aufklärung, Beratung), Absatz 2 festgelegt:

§ 7 SGB XI: Aufklärung, Beratung

» [...] Die Pflegekassen haben die Versicherten *und ihre Angehörigen und Lebenspartner* in den mit der Pflegebedürftigkeit zusammenhängenden Fragen, insbesondere über die Leistungen der Pflegekassen sowie über die Leistungen und Hilfen anderer Träger, in für sie verständlicher Weise zu informieren [...]« (§ 7, Abs. 2 SGB XI; Hervorhebung durch die Verfasserin).

Hier wird die Beratung allerdings nicht durch Pflegefachpersonen, sondern überwiegend durch Sozialversicherungsfachangestellte der Pflegekassen geleistet.

Pflegeberatung

Mit dem 2008 in Kraft getretenen Pflege-Weiterentwicklungsgesetz gewinnt die Beratung und Schulung von Angehörigen ein weiteres Mal an Bedeutung. Denn mit dem damals geschaffenen § 7a (Pflegeberatung) ergibt sich seither ein *Rechtsanspruch* auf eine individuelle Pflegeberatung für jede pflegebedürftige Person durch die Pflegekasse. Pflegebedürftige sollen umfassende Unterstützung bei der Auswahl und Inanspruchnahme notwendiger Hilfe- und Pflegeleistungen erhalten. Auf Wunsch soll ein individueller Versorgungsplan erstellt werden. Die Pflegeberatung erfolgt auch gegenüber Angehörigen.

§ 7a SGB XI: Pflegeberatung

»(1) Personen, die Leistungen nach diesem Buch erhalten, haben Anspruch auf individuelle Beratung und Hilfestellung durch einen Pflegeberater oder eine Pflegeberaterin bei der Auswahl und Inanspruchnahme von bundes- oder landesrechtlich vorgesehenen Sozialleistungen sowie sonstigen Hilfsangeboten, die auf die Unterstützung von Menschen mit Pflege-, Versorgungs- oder Betreuungsbedarf ausgerichtet sind (Pflegeberatung) […]. Aufgabe der Pflegeberatung ist es insbesondere,

1. den Hilfebedarf unter Berücksichtigung der Ergebnisse der Begutachtung durch den Medizinischen Dienst […] systematisch zu erfassen und zu analysieren,
2. einen individuellen Versorgungsplan mit den im Einzelfall erforderlichen Sozialleistungen und gesundheitsfördernden, präventiven, kurativen, rehabilitativen oder sonstigen medizinischen sowie pflegerischen und sozialen Hilfen zu erstellen,
3. auf die für die Durchführung des Versorgungsplans erforderlichen Maßnahmen einschließlich deren Genehmigung durch den jeweiligen Leistungsträger hinzuwirken […],
4. die Durchführung des Versorgungsplans zu überwachen und erforderlichenfalls einer veränderten Bedarfslage anzupassen,
5. bei besonders komplexen Fallgestaltungen den Hilfeprozess auszuwerten und zu dokumentieren sowie
6. über Leistungen zur Entlastung der Pflegepersonen zu informieren.

[…]
(2) Auf Wunsch einer anspruchsberechtigten Person nach Absatz 1 Satz 1 erfolgt die *Pflegeberatung auch gegenüber ihren Angehörigen* oder weiteren Personen oder unter deren Einbeziehung. Sie erfolgt auf Wunsch einer anspruchsberechtigten Person nach Absatz 1 Satz 1 in der häuslichen Umgebung oder in der Einrichtung, in der diese Person lebt.«
(§ 7a Abs. 2 SGB XI; Hervorhebung durch die Verfasserin)

Die Regelungen des § 37 (Pflegegeld für selbst beschaffte Pflegehilfen) Absatz 3 verpflichten Pflegegeldbezieher zur Inanspruchnahme einer Beratung, die je nach Pflegestufe einmal halbjährlich oder vierteljährlich zu erfolgen hat und bei Nichtbeachtung Sanktionen wie den Entzug des Pflegegeldes zur Folge haben kann. Sinn dieser »Zwangs«-Beratung (▶ Kap. 10.3) ist die Sicherstellung der Versorgung des Pflegebedürftigen. So heißt es:

Pflegegeld für selbst beschaffte Pflegehilfen

§ 37 SGB XI: Pflegegeld für selbst beschaffte Pflegehilfen

»[…] Die Beratung dient der Sicherung der Qualität der häuslichen Pflege und der regelmäßigen Hilfestellung und praktischen pflegefachlichen

Unterstützung *der häuslich Pflegenden*. Die Pflegebedürftigen *und die häuslich Pflegenden* sind bei der Beratung auch auf die Auskunfts-, Beratungs- und Unterstützungsangebote des für sie zuständigen Pflegestützpunktes sowie auf die Pflegeberatung nach § 7a hinzuweisen.«
(§ 37 Abs. 3 SGB XI; Hervorhebung durch die Verfasserin)

Pflegekurse Ausdrücklich an die Angehörigen wendet sich schließlich der § 45 (Pflegekurse für Angehörige und ehrenamtliche Pflegepersonen):

§ 45 SGB XI: Pflegekurse für Angehörige und ehrenamtliche Pflegepersonen

»Die Pflegekassen haben *für Angehörige und sonstige an einer ehrenamtlichen Pflegetätigkeit interessierte Personen* unentgeltlich Schulungskurse durchzuführen, um soziales Engagement im Bereich der Pflege zu fördern und zu stärken, Pflege und Betreuung zu erleichtern und zu verbessern sowie pflegebedingte körperliche und seelische Belastungen zu mindern und ihrer Entstehung vorzubeugen. Die Kurse sollen Fertigkeiten für eine eigenständige Durchführung der Pflege vermitteln. *Auf Wunsch der Pflegeperson* und der pflegebedürftigen Person findet die Schulung auch in der häuslichen Umgebung des Pflegebedürftigen statt.«
(§ 45 Abs. 1 SGB XI; Hervorhebung durch die Verfasserin)

Mit dem § 45 SGB XI stehen die Pflegekassen in der Pflicht, Pflegekurse anzubieten. In ihnen sollen Kenntnisse vermittelt werden, die zur Pflegetätigkeit in der häuslichen Umgebung notwendig oder hilfreich sind. Weitere Kursinhalte können sein: die Unterstützung bei seelischen und körperlichen Belastungen, der Abbau von Versagensängsten, der Erfahrungsaustausch der Pflegepersonen untereinander und die Beratung über Hilfsmittel und Rehabilitationsmaßnahmen (Klie 2001).

Häusliche Einzelschulungen Neben den Pflegekursen ist auch die Inanspruchnahme häuslicher Schulungen für pflegende Angehörige möglich, wie im letzten Satz des § 45 SGB XI festgelegt: »Auf Wunsch der Pflegeperson und der pflegebedürftigen Person findet die Schulung auch in der häuslichen Umgebung des Pflegebedürftigen statt.« Bis zur Novellierung des SGB XI durch das Pflegequalitätssicherungsgesetz im Jahre 2002 hieß es an dieser Stelle: »Die Schulung *kann* auch in der häuslichen Umgebung des Pflegebedürftigen stattfinden« (Hervorhebung durch die Verfasserin). Aufgrund dieser Kann-Formulierung führte das Thema in der Zeit von 1995 bis 2002 ein weitgehendes Schattendasein. Die Durchführung von Einzelschulungen wurde weder von den Pflegekassen forciert noch von den ambulanten Pflegediensten als Aufgabe begriffen. Erst mit dieser auf den ersten Blick winzigen Veränderung von einer Kann- in eine Soll-Vorschrift wurde die Möglichkeit der häuslichen Pflegeschulung stärker betont und in das Blickfeld der Pflegekassen gerückt (Klie 2001). Damit eröffnete sich zugleich für ambulante Pflegeeinrichtung ein neues Betätigungsfeld, welches allerdings nach wie vor eher zögerlich ergriffen wird.

2.3 Krankenversicherungsgesetz – SGB V

Nicht nur im Pflegeversicherungsgesetz, sondern auch im Krankenversicherungsgesetz (SGB V) finden sich rechtliche Bestimmungen für die Durchführung von Information, Schulung und Beratung. Zwar richten sich diese in erster Linie an die erkrankte Person selbst, beziehen jedoch unter Umständen auch Angehörige mit ein. Ein erster, wichtiger Bereich betrifft die Versorgung im Krankenhaus. Seit 2017 haben Versicherte einen gesetzlichen Anspruch auf ein Entlassmanagement.

> **§ 39 SGB V: Krankenhausbehandlung**
>
> »Die Krankenhausbehandlung umfasst ein Entlassmanagement zur Unterstützung einer sektorenübergreifenden Versorgung der Versicherten beim Übergang in die Versorgung nach der Krankenhausbehandlung.«
> (§ 39 SGB V Abs. 1a)

Entlassmanagement

Die neue Regelung soll dazu beitragen, die Kontinuität der Versorgung zu gewährleisten, Patienten und Angehörigen zu entlasten und den so genannten »Drehtüreffekt« zu vermeiden. Zum Entlassmanagement gehören bei Notwendigkeit einer Anschlussversorgung auch die Information und Beratung der Versicherten über dem Krankheitsbild entsprechende Versorgungsmöglichkeiten und -strukturen für die Anschlussversorgung.

Eine Einbeziehung von Angehörigen findet sich auch bei einigen Patientenschulungsprogrammen. Sie werden schwerpunktmäßig für die Behandlung chronischer Erkrankungen wie beispielsweise Asthma, Diabetes, Neurodermitis, Polyarthritis und Rheuma angeboten, aber auch in der kardiologischen Rehabilitation und in der Therapie chronischer Schmerzen. Die rechtliche Grundlage bildet dabei der § 43 Absatz 1 SGB V (Ergänzende Leistungen zur Rehabilitation).

Patientenschulungen

> **§ 43 SGB V: Ergänzende Leistungen zur Rehabilitation**
>
> »(1) Die Krankenkasse kann [...] wirksame und effiziente Patientenschulungsmaßnahmen für chronisch Kranke erbringen; *Angehörige und ständige Betreuungspersonen sind einzubeziehen*, wenn dies aus medizinischen Gründen erforderlich ist [...]«
> (§ 43 SGB V Abs. 1; Hervorhebung durch die Verfasserin).

Stärkung der Eigenverantwortung

Ziel der Programme ist es, den Patient*innen Wissen zu vermitteln und ein neues Bewältigungsverhalten zu ermöglichen. Dies soll sie zu einem eigenverantwortlichen Umgang mit ihrer Erkrankung befähigen und zur Kosteneinsparung im Gesundheitswesen beitragen.

Patientenschulungen nach § 43 SGB V sind grundsätzlich als Gruppenangebote mit zehn bis maximal fünfzehn Personen gestaltet. Die Sitzungen (je nach Indikation sechs bis zehn Einheiten) finden ambulant und wohnortnah mit einer zeitlichen Dauer von jeweils 90 Minuten statt. Angehörige werden je nach Erkrankung oder Lebensalter des*der Patienten*in einbezogen, vorausgesetzt diese leben mit dem Erkrankten in einem gemeinsamen Haushalt. So wird beispielsweise die Durchführung von Patientenschulungen für Kinder und Jugendliche mit Adipositas ohne die Einbindung der Eltern als nicht zielführend bewertet (Böhler et al. 2004).

Schulungsziele

Inhaltlich müssen die Programme den folgenden Anforderungen gerecht werden (GKV-Spitzenverband 2020a, S. 8 f.):

- »Aufklärung: Vermittlung spezifischen Krankheits- und Behandlungswissens sowie eines angemessenen Krankheitsmodells.
- Aufbau einer positiven Einstellung zur Erkrankung und ihrer Bewältigung: Fundierte Krankheits- und Behandlungseinsicht, Erhöhung der Selbstwirksamkeit und Eigenverantwortlichkeit im Umgang mit der Krankheit.
- Sensibilisierung der Körperwahrnehmung: Frühzeitiges Erkennen von Warnsignalen, Vorboten, Überlastungsanzeichen und Verschlimmerungen des Krankheitszustandes.
- Vermittlung von Selbstmanagement-Kompetenzen: Fertigkeiten bezüglich der medikamentösen Therapie, Einhaltung von Diätplänen, Kennenlernen von Entspannungsübungen usw.
- Maßnahmen zur Prophylaxe: Aufbau einer gesundheitsförderlichen Lebensweise, Vermeidung von spezifischen Auslösern und Verhalten in Krisensituationen (Notfallprophylaxe).
- Erwerb sozialer Kompetenzen und Mobilisierung sozialer Unterstützung: Kommunikationsfähigkeit über die Erkrankung und ihrer Auswirkungen, Formulierung eigener behandlungsbezogener Befürchtungen und Bedürfnisse gegenüber dem Arzt/der Ärztin und soweit erforderlich Einbeziehung des sozialen Umfeldes«.

Patientenschulungen nach § 43 SGB V werden in aller Regel durch ein interdisziplinäres Team, bestehend aus Ärzt*innen, Psycholog*innen, Physiotherapeut*innen etc. angeboten. Nicht immer, aber zunehmend werden auch Pflegefachpersonen an diesen Programmen beteiligt, wie beispielsweise im Rahmen von Diabetes-Schulungen.

Sozialmedizinische Nachsorge

Seit vielen Jahren ist inzwischen die sozialmedizinische Nachsorge als Kassenleistung verankert. Diese richtet sich auf eine verbesserte stationäre und poststationäre Versorgung von Kindern mit chronischer Erkrankung.

Ihre Finanzierung beruht ebenfalls auf dem § 43 SGB V, hier auf dem Absatz 2 des Paragraphen.

> **§ 43 SGB V: Ergänzende Leistungen zur Rehabilitation**
>
> »Die Krankenkasse erbringt aus medizinischen Gründen in unmittelbarem Anschluss an eine Krankenhausbehandlung […] oder stationäre Rehabilitation erforderliche sozialmedizinische Nachsorgemaßnahmen für chronisch kranke oder schwerstkranke Kinder, die das 14. Lebensjahr, in besonders schwerwiegenden Fällen das 18. Lebensjahr, noch nicht vollendet haben, wenn die Nachsorge wegen der Art, Schwere und Dauer der Erkrankung notwendig ist, um den stationären Aufenthalt zu verkürzen oder die anschließende ambulante ärztliche Behandlung zu sichern. Die Nachsorgemaßnahmen umfassen die im Einzelfall erforderliche Koordinierung der verordneten Leistungen sowie Anleitung und Motivation zu deren Inanspruchnahme. *Angehörige und ständige Betreuungspersonen sind einzubeziehen*, wenn dies aus medizinischen Gründen erforderlich ist.«
> (§ 43 Abs. 2 SGB V; Hervorhebung durch die Verfasserin)

Die Neuformulierung des § 43 SGB V geht wesentlich auf das Engagement der Initiative »Bunter Kreis« in Augsburg zurück, die bereits seit Anfang der 1990er Jahre Familien mit schwerkranken oder frühgeborenen Kindern zur Seite steht (Portz & Erhardt 2003). Ausgebildete Nachsorge-Mitarbeiter*innen begleiten das Kind und seine Familie von der stationären Behandlung bis in die häusliche Umgebung, wobei ein wesentlicher Schwerpunkt der Arbeit in der Hilfe zuhause liegt. Bei den Mitarbeiter*innen handelt es sich um ein interdisziplinär zusammengesetztes Team, bestehend aus Kinderkrankenpflegepersonen mit Grundkenntnissen im Case Management, Sozialarbeiter*innen/Sozialpädagog*innen oder Diplompsycholog*innen sowie einem*einer Facharzt*Fachärztin für Kinder- und Jugendmedizin.

»Bunter Kreis«

Zu den sozialmedizinischen Nachsorgemaßnahmen gehören die Analyse des Versorgungsbedarfs, die Koordinierung der verordneten Leistungen sowie die Anleitung und Motivierung zur Inanspruchnahme der verordneten Leistungen. Letzteres beinhaltet im Einzelnen:

Inhalte der Nachsorge

- weiterführende Aufklärung und Beratung zur Förderung des Krankheitsverständnisses und der Krankheitsbewältigung einschließlich der Besprechung des Nutzens von z. B. regelmäßigen Kontrollen, Behandlungen und Therapien bezogen auf den individuellen Krankheitsverlauf,
- Motivierung und Unterstützung bei der Bewältigung alltagsbezogener Anforderungen und krankheitsbezogener Versorgungsaufgaben,
- Erläuterung der Aufgaben einbezogener Leistungserbringer, wie Ärzt*innen, interdisziplinäre Frühförderstellen, sozialpädiatrische Zentren, Selbsthilfegruppen, häusliche Krankenpflegedienste etc., und bei Bedarf Begleitung zu diesen, z. B. bei massiven Ängsten oder Verständigungsproblemen,

- Hilfe beim Abbau von Ängsten im Zusammenhang mit der Versorgung, z. B. durch Information über Selbsthilfegruppen,
- Ermutigung der Eltern zu selbstständigen Aktivitäten, z. B. bei der Pflege oder Ernährung des Kindes,
- Anleitung und Ermutigung des Kindes/Jugendlichen zu selbstständigen Aktivitäten in Bezug auf die Selbstversorgung,
- bei Bedarf Begleitung zu Vertragspartnern, z. B. bei massiven Ängsten oder Verständigungsproblemen (GKV-Spitzenverband 2017, S. 6).

Eine sozialmedizinische Nachsorgeeinheit umfasst einen Zeitraum von 60 Minuten; die Nachsorge ist in der Regel nach mindestens 6 bis maximal 20 Einheiten in einem Zeitraum von sechs bis zwölf Wochen abgeschlossen.

Disease-Management-Programme (DMP)

Über die gesetzliche Krankenversicherung werden seit dem Jahr 2002 Disease-Management-Programme, auch Chroniker-Programme oder strukturierte Behandlungsprogramme genannt, angeboten. Die rechtliche Grundlage findet sich im § 137 f. SGB V (Strukturierte Behandlungsprogramme bei chronischen Krankheiten).

> **§ 137 f. SGB V: Strukturierte Behandlungsprogramme bei chronischen Krankheiten**
>
> »Der Gemeinsame Bundesausschuss nach § 91 legt in Richtlinien nach Maßgabe von Satz 2 geeignete chronische Krankheiten fest, für die strukturierte Behandlungsprogramme entwickelt werden sollen, die den Behandlungsablauf und die Qualität der medizinischen Versorgung chronisch Kranker verbessern.«
> (§ 137 f. SGB V Abs. 1)

Bislang gibt es diese systematischen, evidenzbasierten Behandlungsprogramme für Patient*innen mit Brustkrebs, koronarer Herzerkrankung, Asthma bronchiale, Diabetes mellitus Typ I und II und chronisch obstruktiver Lungenerkrankungen (COPD). In der Umsetzungs- bzw. Planungsphase sind die Programme chronische Herzinsuffizienz, chronischer Rückenschmerz, Osteoporose, Depression und rheumatoide Arthritis. Neben einer weitgehend festgelegten Art der medizinischen Behandlung gehört auch die Durchführung von Schulungen zum Instrumentarium der DMP. In diese Schulungsprogramme können unter Umständen auch Angehörige mit einbezogen werden, wie beispielsweise bei den COPD-Schulungen. Durchgeführt werden die Schulungen durch ein interdisziplinäres Team, in dem die professionelle Pflege bislang allerdings eine eher randständige Rolle einnimmt.

Anleitung bei der Behandlungspflege in der Häuslichkeit

In der ambulanten Pflege besteht im Rahmen des Sozialgesetzbuchs V die Möglichkeit der Durchführung von Schulungen nur, wenn es sich um eine Anleitung zur eigenständigen Durchführung der Behandlungspflege handelt. Die rechtliche Grundlage dazu findet sich in der Anlage »Verzeichnis verordnungsfähiger Maßnahmen der häuslichen Krankenpflege« der Richtlinien des Gemeinsamen Bundesausschusses über die Verordnung von häuslicher Krankenpflege (G-BA 2021):

> **Verzeichnis verordnungsfähiger Maßnahmen der häuslichen Krankenpflege**
>
> »Beratung und Kontrolle der Patientin oder des Patienten, *Angehöriger oder anderer Personen* in der Häuslichkeit bei Unfähigkeit zur Durchführung der Maßnahmen und vorhandenem Lernpotential (z. B. Blutzuckerkontrolle).
> Die Patientin oder der Patient, *eine Angehörige oder ein Angehöriger oder eine andere Person* wird
>
> - in der Durchführung einer Maßnahme angeleitet bzw. unterstützt und
> - im Hinblick auf das Beherrschen einer Maßnahme kontrolliert,
>
> um die Maßnahme dauerhaft selbst durchführen oder dauerhaft Hilfestellung bei der eigenständigen Durchführung der Maßnahme geben zu können.«
> (G-BA 2021, Anlage, S. 18, 7. Anleitung bei der Behandlungspflege; Hervorhebung durch die Verfasserin)

Verordnungsfähige Maßnahme

Zur Durchführung der Schulung bedarf es einer Verordnung durch den behandelnden Arzt sowie der anschließenden Genehmigung durch die Krankenkasse. Grundsätzlich wird die Anleitung nach SGB V nur für insgesamt zehn Anleitungseinheiten gewährt.

2.4 Nationale Expertenstandards

Auch in den bislang vorliegenden Nationalen Expertenstandards kommt der Anleitung von Patient*innen und ihren Angehörigen eine zentrale Bedeutung zu. Entwickelt wurden die Standards vom Deutschen Netzwerk für Qualitätsentwicklung in der Pflege (DNQP), einem bundesweiten Zusammenschluss von Pflegeexpert*innen, mit dem Ziel der Förderung der Pflegequalität durch die Entwicklung und Implementierung von Expertenstandards. Bislang konnten folgende Expertenstandards auf den Weg gebracht werden:

DNQP

- Expertenstandard Dekubitusprophylaxe in der Pflege
- Expertenstandard Entlassungsmanagement in der Pflege
- Expertenstandard Schmerzmanagement in der Pflege bei akuten Schmerzen

Vorhandene und geplante Standards

- Expertenstandard Schmerzmanagement in der Pflege bei chronischen Schmerzen
- Expertenstandard Sturzprophylaxe in der Pflege
- Expertenstandard Förderung der Harnkontinenz in der Pflege
- Expertenstandard Pflege von Menschen mit chronischen Wunden
- Expertenstandard Ernährungsmanagement zur Sicherstellung und Förderung der oralen Ernährung in der Pflege
- Expertenstandard Beziehungsgestaltung in der Pflege von Menschen mit Demenz

Standardaussagen zur Schulung und Beratung

In allen bisher entwickelten Standards finden sich Aussagen zur Durchführung von Schulungen und Beratungen von Betroffenen und ihren Angehörigen, wie ▶ Tab. 3 zeigt:

Tab. 3: Aussagen der Expertenstandards zur Angehörigenschulung und -beratung (eigene Darstellung)

Expertenstandard	Aussage zur Angehörigenschulung in den Prozesskriterien
Dekubitusprophylaxe in der Pflege (DNQP 2017a)	»Die Pflegefachkraft erläutert dem Patienten/Bewohner und gegebenenfalls seinen Angehörigen die Dekubitusgefährdung und die Durchführung von prophylaktischen Maßnahmen und deren Evaluation.« (P3)
Entlassungsmanagement in der Pflege (DNQP 2019b)	»Die Pflegefachkraft gewährleistet für Patient*in und Angehörigen eine bedarfsgerechte Information, Beratung und Schulung, um deren Kompetenzen zur Bewältigung der poststationären Pflege- und Versorgungserfordernisse zu erhöhen.« (P3a)
Schmerzmanagement in der Pflege bei akuten Schmerzen (DNQP 2020)	»Die Pflegefachkraft informiert, schult und berät den Menschen mit Schmerzen und ggf. seine Angehörigen in enger Abstimmung mit den an der Versorgung beteiligten Berufsgruppen und auf Basis der vereinbarten Ziele zu seiner Schmerzsituation und trägt zur Stärkung seiner Selbstmanagementkompetenzen bei.« (P3a)
Schmerzmanagement in der Pflege bei chronischen Schmerzen (DNQP 2014b)	»Die Pflegefachkraft informiert, berät und schult den Patienten/Bewohner und ggf. seine Angehörigen in enger Abstimmung mit den an der Versorgung beteiligten Berufsgruppen versorgungsbereichsspezifisch und auf Basis individuell ausgehandelter Ziele zu seiner Schmerzsituation und trägt zur Stärkung seiner Selbstmanagementkompetenzen bei.« (P3a)
Sturzprophylaxe in der Pflege (DNQP 2013)	»Die Pflegefachkraft informiert den Patienten/Bewohner und seine Angehörigen über das festgestellte Sturzrisiko und bietet Beratung und ggf. Schulung zu den Interventionen an.« (P2)
Förderung der Harnkontinenz in der Pflege (DNQP 2014a)	»Die Pflegefachkraft informiert den Patienten, Bewohner und ggf. seine Angehörigen über das Ergebnis der pflegerischen Einschätzung und bietet in Absprache mit den beteiligten Berufsgruppen eine ausführliche Beratung zur Kontinenzerhaltung oder -förderung und ggf. zur Kompensation einer Inkontinenz an.« (P3)

2.4 Nationale Expertenstandards

Tab. 3: Aussagen der Expertenstandards zur Angehörigenschulung und -beratung (eigene Darstellung) – Fortsetzung

Expertenstandard	Aussage zur Angehörigenschulung in den Prozesskriterien
Pflege von Menschen mit chronischen Wunden (DNQP 2015)	»Die Pflegefachkraft schult zu Wundursachen und fördert die Fähigkeit des Patienten/Bewohners und seiner Angehörigen zur Wundversorgung sowie zum Umgang mit wund- und therapiebedingten Einschränkungen durch Maßnahmen der Patientenedukation.« (P4)
Ernährungsmanagement zur Sicherstellung und Förderung der oralen Ernährung in der Pflege (DNQP 2017b)	»Die Pflegefachkraft informiert und berät den Patienten/Bewohner und seine Angehörigen über Entstehung und Folgen einer Mangelernährung und Möglichkeiten einer angemessenen Ernährung und leitet gegebenenfalls zur Umsetzung von Maßnahmen an.« (P5)
Beziehungsgestaltung in der Pflege von Menschen mit Demenz (DNQP 2019a)	»Die Pflegefachkraft informiert, leitet an oder berät den Menschen mit Demenz entsprechend seiner Fähigkeiten über beziehungsfördernde und -gestaltende Angebote.« (P3a) »Die Pflegefachkraft informiert, leitet an und berät die Angehörigen proaktiv und anlassbezogen über beziehungsfördernde und -gestaltende Maßnahmen in Alltags- und Ausnahmesituationen.« (P3b)

Aber welche rechtliche Bedeutung kommt den Nationalen Expertenstandards zu? Zwar haben sie keinen unmittelbar bindenden Charakter, da ihr Status nicht dem eines Gesetzes oder einer Verordnung entspricht. Gleichwohl gibt ein Expertenstandard ein rechtlich hohes Verbindlichkeitsniveau vor, indem er als so genanntes »vorweggenommenes Gutachten« anzusehen ist (Böhme 2000; Schröder 2003). Kommt es beispielsweise aufgrund eines Dekubitus zu einem Streitfall vor Gericht, so wird der Richter die Erstellung eines Sachverständigengutachtens in Auftrag geben. Das Gutachten prüft, inwieweit die von der pflegenden Einrichtung angewandten Prophylaxemaßnahmen dem aktuellen Stand der wissenschaftlichen Erkenntnisse entsprochen haben. An dieser Stelle kommt nun der Expertenstandard Dekubitusprophylaxe zum Tragen. Da er auf der Grundlage aktueller Literatur und gesicherter Forschungsergebnisse entwickelt wurde, repräsentiert er den aktuellen Stand der wissenschaftlichen Erkenntnisse. Tatsächlich wurde auch bereits in mehreren Urteilen des Bundessozialgerichts auf den Expertenstandard Dekubitusprophylaxe Bezug genommen.

Rechtliche Bedeutung der Standards

Zusammenfassung

Betrachtet man die Inhalte dieses Kapitels, so erstaunt es nahezu, in wie vielen gesetzlichen Regelungen sowie pflegewissenschaftlich entwickelten Standards Aussagen zur Beratung und Schulung pflegender Angehöriger vorzufinden sind. Insbesondere mit Inkrafttreten des Pflegeversicherungsgesetzes sowie der Einführung nationaler Expertenstandards wurde für die professionelle Pflege ein breites pädagogisches Handlungsfeld geschaffen. Bislang kommt die Pflegepraxis diesen Aufgaben immer noch nicht in adäquater Weise nach – dies dürfte sich in den kommenden Jahren jedoch ändern.

3 Bausteine der Kompetenzförderung

Eine Unterstützung pflegender Angehöriger durch die professionelle Pflege kann mittels verschiedener pädagogisch geleiteter Interaktionen erreicht werden. Dazu gehören Information, Schulung, Anleitung sowie Beratung. Eine einheitliche Bezeichnung für diese Maßnahmen lässt sich in der Fachliteratur nicht finden. Als Überbegriff findet sich der Terminus der »Patientenedukation«. Hierunter wird ein gezielter und geplanter Lernprozess verstanden, in dem sowohl informierende, beratende, unterweisende als auch verhaltensorientierte Verfahren zur Anwendung kommen (Ewers 2001). Allerdings ist der Begriff hierzulande umstritten. Aus dem Englischen kommend (patient education) wird er hierzulande mit »Patientenerziehung« verbunden, während er international als »Bildung« verstanden wird. Der Erziehungsbegriff erweist sich in Deutschland jedoch als problematisch, da er oftmals mit schulischer Erziehung und weniger mit Erwachsenenbildung assoziiert wird. Zudem wird mit dem Begriff lediglich die Betroffenenperspektive – der Patient bzw. die Patientin – berücksichtigt und das familiäre Umfeld außer Acht gelassen. Eine Lösung liegt darin, von *Patienten- und Familienedukation* zu sprechen, wie es inzwischen vermehrt geschieht (Schieron et al. 2021; Abt-Zegelin 2003).

Begriff der Patientenedukation

In diesem Buch soll der Oberbegriff *Maßnahmen der Kompetenzförderung pflegender Angehöriger* Verwendung finden, da sich hierin das gemeinsame Ziel der verschiedenen pädagogisch geleiteten Interaktionen widerspiegelt. Sowohl Information als auch Anleitung, Schulung und Beratung dienen u. a. dazu, die Selbstbestimmung und (Pflege-)Kompetenz von Angehörigen zu stärken, um die Herausforderungen im Alltag mit einem pflegebedürftigen Menschen auf Dauer meistern zu können.

Kompetenzförderung als Oberbegriff

In der Praxis greifen die verschiedenen Maßnahmen häufig ineinander und sind nicht klar voneinander abzugrenzen, so dass die Trennung in die verschiedenen Formen an dieser Stelle zunächst befremdlich und künstlich erscheinen mag. Allen Maßnahmen gemeinsam ist das kommunikative Element. Schaeffer und Dewe (2006, S. 129) beschreiben sie als »kommunikative Interventionsstrategien«, die auf dem Austausch von Information, Wissen, Erfahrung, Gedanken und Gefühlen beruhen. Sie erfolgen über Sprache, Mimik, Gestik, Bilder und andere Zeichen, und lassen sich in direkte (d. h. personale) und indirekte (d. h. mediale) Kommunikation unterscheiden.

Kommunikation als verbindendes Element

Den verschiedenen Maßnahmen liegt allerdings eine jeweils eigene Handlungslogik zugrunde (Schaeffer & Dewe 2006), die Pflegenden im Alltag bewusst sein sollte (▶ Tab. 4).

Handlungslogik der Begrifflichkeiten

Tab. 4: Merkmale von Information, Schulung, Anleitung und Beratung (vgl. Schneider 2002; Schaeffer & Dewe 2006; Oelke 2007)

	Information	Schulung	Anleitung	Beratung
Anlass	Wissens- und Informationsdefizit	Wissensdefizit; eingeschränkte Selbstständigkeit; Defizite in der Handlungskompetenz	eingeschränkte Selbstständigkeit; Defizite in der Handlungskompetenz	Problemdruck; belastende Lebenssituation; eingeschränkte Entscheidungsfähigkeit
Ziel	Schließen einer Wissenslücke; Erweiterung von Wissen	Wissenszuwachs; Förderung von Handlungskompetenzen	Förderung von Handlungskompetenzen und technisch-instrumentellen Fertigkeiten	Bewältigung einer individuellen Problem- oder Krisensituation
Methode	Bereitstellung und Vermittlung von Daten, Fakten und Wissen (face-to-face, schriftlich, telefonisch)	systematischer, konzeptgeleiteter Lernprozess, bestehend aus mehreren Schritten	systematischer, konzeptgeleiteter Lernprozess, bestehend aus mehreren Schritten	Unterstützung bei der Entscheidungsfindung; gemeinsame Entwicklung von Lösungs-alternativen
Zielgruppe	Einzelperson oder Gruppe	zumeist Gruppen	Einzelperson	Einzelperson
Ergebnis	offenes Angebot	klar definierte und überprüfbare Lernziele	klar definierte und überprüfbare Lernziele	Ergebnisoffenheit; Lösung nicht immer möglich

Im Folgenden soll zunächst der Versuch einer Begriffsbestimmung der verschiedenen Bausteine der Kompetenzförderung vorgenommen und damit das diesem Buch zugrunde liegende Verständnis von Information, Schulung, Anleitung und Beratung sichtbar gemacht werden.

3.1 Kompetenzförderung durch Information

Schließen von Wissenslücken

Unter *Information* wird die Bereitstellung und Vermittlung von Daten, Fakten, Wissen und Kenntnissen verstanden (Schaeffer & Dewe 2006; Oelke 2007; Wingenfeld 2011). Ziel der Informationsvermittlung ist es, beim Empfänger eine Wissenslücke zu schließen bzw. zur Erweiterung seines Wissens beizutragen. Dabei wird die Weitergabe von Informationen als ergebnisoffenes Angebot verstanden, von dem der Nutzer entsprechend seiner Bedürfnisse Gebrauch machen kann. Wie die Informationen aufgenommen, verarbeitet und umgesetzt werden, kann nicht festgestellt werden.

Beispiel für Informationsvermittlung

Eine Anruferin erkundigt sich in der Pflegeberatungsstelle nach der Höhe der Geldleistung beim Pflegegrad 2. Die zuständige Fachperson teilt die gewünschte Information mit und fragt nach, ob sie noch anderweitig helfen könne. Die Anruferin verneint dies, bedankt sich und legt auf.

Hier hat die Informationsvermittlung den Charakter einer Auskunft. Es bleibt unklar, warum die Anruferin die Information wünscht, für wen sie sie einholt (für sich selbst, einen Familienangehörigen oder die Nachbarin), ob sie die Auskunft überhaupt nutzen wird und wenn ja, in welcher Weise. Ihr Informationsbedürfnis wurde jedoch offensichtlich befriedigt. So wie hier werden Informationen oftmals nur kurz und knapp vermittelt. Da sie mit vergleichsweise geringem Aufwand verbunden sind, werden sie in ihrer Bedeutung leicht unterschätzt.   *Hohe Bedeutung trotz geringem Aufwand*

Informationen können mündlich oder schriftlich vermittelt werden; häufig werden auch verschiedene Medien, wie Bücher, Broschüren, Filme oder das Internet, genutzt. Wichtig ist eine adressatengerechte, d. h. verständliche und nachvollziehbare Informationsvermittlung. Informationen sollten ferner nur dann gegeben werden, wenn eine Person aufnahmebereit ist und Interesse am Thema signalisiert.   *Bedeutung der verständlichen Informationsvermittlung*

Zu beachten ist, dass mit Informationsvermittlung allein noch keine Handlungskompetenz erreicht wird. Informationen ersetzen keine Schulung oder Beratung, sie können diese jedoch vorbereiten und ergänzen.

3.2 Kompetenzförderung durch Schulung und Anleitung

Die Begriffe der Schulung und Anleitung werden häufig synonym verwendet, da sie in ihrer Zielsetzung und Vorgehensweise durchaus Gemeinsamkeiten aufweisen.   *Lernangebot*

Unter einer *Schulung* wird in der Regel ein komplettes Lernangebot verstanden, welches sich zumeist an Gruppen, aber auch an Einzelpersonen richtet (Schneider 2002; Oelke 2007; Wingenfeld 2011). Als Gruppenangebot bezieht es sich auf Menschen mit gleichen Grunderkrankungen oder Problemen. Bekannt sind Patientenschulungsprogramme für chronisch Kranke, in die bei Bedarf auch Angehörige mit einbezogen werden können (z. B. Schulungsprogramme bei kindlichem Asthma für Eltern und Kinder; ▶ Kap. 2.3), oder Pflegekurse für Angehörige und andere ehrenamtlich tätige

Pflegepersonen (▸ Kap. 2.2). Eine Schulung stellt eine geplante Lernerfahrung dar, die auf pädagogisch-didaktischen Erkenntnissen gründet und konkrete, überprüfbare Lernziele beinhaltet. Am Ende der Schulung steht im besten Fall eine Verhaltensänderung durch Aneignung von Wissen oder das Erlernen bestimmter Fertigkeiten.

Vermittlung von Handlungskompetenz

Eine *Anleitung* erfolgt eher einzelfallbezogen und richtet sich auf Teilaspekte bestimmter Handlungsabläufe oder Wissensbereiche (Schneider 2002). Abt-Zegelin (2006) spricht daher von »Mikroschulungen« (▸ Kap. 5). Ebenso wie bei der Schulung handelt es sich bei der Anleitung um »einen geplanten und reflektierten Lernprozess, der mit Blick auf die jeweilige Zielgruppe spezifischen Lehr- und Lernzielen folgt, didaktische und methodische Entscheidungsprozesse erfordert und gemeinhin mit Instrumenten zur Überprüfung von Lernfortschritten verknüpft ist (Lernzielkontrolle)« (Ewers 2001, S. 6). Ziel der Anleitung von pflegenden Angehörigen ist die Befähigung zur eigenständigen Bewältigung von Alltagssituationen durch die Vermittlung von Handlungskompetenzen oder technisch-instrumentellen Fertigkeiten. Im Mittelpunkt der Anleitung stehen häufig praktische Tätigkeiten, wie beispielsweise die Mobilisation eines Pflegebedürftigen oder das Spritzen von Insulin.

Gemeinsamkeiten von Schulung und Anleitung

Allerdings kommt auch eine Anleitung in aller Regel nicht ohne die Vermittlung von Wissen aus. So ist beispielsweise die Anleitung einer pflegenden Angehörigen zum Erlernen der Insulininjektion mehr als nur eine rein technische Unterweisung. Vielmehr bedarf es weitergehender Wissensvermittlung, u. a. zur hygienischen Arbeitsweise, über geeignete Injektionsstellen, zur Entsorgung benutzter Materialien und zur Lagerung von Insulin. Zudem weisen sowohl der Schulungs- als auch der Anleitungsprozess verschiedene Phasen auf, die sich stark ähneln. Aufgrund dieser Gemeinsamkeiten soll im weiteren Verlauf auf eine Unterscheidung der beiden Begriffe Schulung und Anleitung verzichtet werden und nur noch von Schulung gesprochen werden. Dabei wird unterschieden in Einzelschulungen (▸ Kap. 5) und Gruppenschulungen (▸ Kap. 6).

3.3 Kompetenzförderung durch Beratung

Bewältigung individueller Problemlagen

Eine andere Zielsetzung als die bisher beschriebenen Maßnahmen verfolgt die *Beratung*. Ging es bislang vorrangig um Wissenserweiterung, richtet sich Beratung auf die Bewältigung individueller Problem- oder Krisensituationen (Schaeffer & Dewe 2006). Allerdings lässt sich auch hier keine einheitliche Begriffsdefinition nachweisen, was darauf zurückzuführen ist, dass verschiedene Disziplinen (u. a. Psychologie, Soziologie, Pädagogik) sich mit Beratung beschäftigen und ihre jeweils eigenen Beratungsansätze zugrunde legen. In der professionellen Pflege gibt es bislang wenige eigene Beratungsansätze, aber auch da wird oftmals auf Theorien anderer Disziplinen zurückgegriffen.

3.3 Kompetenzförderung durch Beratung

Grundsätzlich handelt es sich beim Beratungsgeschehen um einen Beziehungsprozess, in dessen Mittelpunkt eine schwierige Situation eines Menschen steht, die dieser zurzeit nicht selbst bewältigen kann. Die ratsuchende Person kommt entweder bereits mit einem konkreten Anliegen oder entwickelt seine Fragen und Ziele im Verlauf der Beratung. Die Hilfe des Beraters bzw. der Beraterin besteht in der

Aufgabe des Beraters

- Unterstützung beim Bewältigen von Problemen,
- Unterstützung beim Finden von Entscheidungen,
- Förderung, Entdeckung und Erhaltung von Ressourcen,
- Unterstützung beim Auseinandersetzen mit veränderten Lebensumständen und den daraus resultierenden Emotionen (Oelke 2007, S. 497).

Eine wichtige Voraussetzung für eine gelingende Beratungssituation ist die Entstehung eines Vertrauensverhältnisses zwischen den Beteiligten. Wertschätzung und einfühlendes Verstehen seitens der beratenden Person sind unabdingbar. Beratung ist individuell und maßgeschneidert auf die jeweilige persönliche Situation abzustimmen. Nicht die Vorstellungen des Beraters, sondern die des Klienten, seine Wünsche und Zielsetzungen, sind maßgeblich für die Beratung. Die ratsuchende Person bestimmt selbst, was sie erreichen und wie sie es erreichen will. Beratung gibt keine fertigen Handlungsmuster vor wie beispielsweise eine Schulung, sondern ist grundsätzlich ergebnisoffen.

Ergebnisoffenheit

In welcher Weise Information, Schulung, Anleitung und Beratung in der Praxis oftmals zusammenhängen, sollen abschließend zwei Beispiele zeigen:

Zusammenhang der Bausteine in der Pflegepraxis

Beispiel 1

Eine Pflegefachperson in der häuslichen Pflege stellt fest, dass eine von ihr betreute Patientin zu wenig trinkt. Sie informiert den pflegenden Ehemann darüber, dass seine Frau mindestens 1,5 bis 2 Liter Flüssigkeit täglich zu sich nehmen sollte und bittet ihn, verstärkt darauf zu achten. Hier wird zunächst einmal nur eine Einzelinformation vermittelt, die aus einem kurzen Hinweis auf die tägliche notwendige Trinkmenge besteht. Genauso gut kann sich daraus jedoch eine Schulung entwickeln (Ausfüllen eines Trinkprotokolls, Verwendung eines Bilanzierungsbogens, Anwendung von Trinkhilfen) oder eine längere Beratung (Wie kann auf eine deutlich ablehnende Haltung gegenüber dem Anbieten von Getränken reagiert werden? Wie kann der pflegende Angehörige mit seinem eigenen Zorn umgehen, wenn ihm die pflegebedürftige Person die Tasse aus der Hand schlägt? Was kann getan werden, wenn ein erheblich übergewichtiger Pflegebedürftiger immer wieder stark zuckerhaltige Getränke fordert?).

Beispiel 2

Eine Pflegefachperson führt eine Angehörigenschulung zur Kontinenzförderung durch und stellt dabei auch verschiedene Inkontinenzhilfsmittel vor. Die pflegende Tochter wirkt reserviert und vermeidet es, die Materialien anzufassen. Die Körpersprache zeigt, dass ihr die ganze Sache äußerst unangenehm ist. Offensichtlich löst das Thema Gefühle wie Ekel oder Scham aus. Hier ist es Aufgabe der Pflegefachperson, die Schulung abzubrechen und in eine beraterische Haltung zu wechseln. Negative Gefühle lassen sich nicht »wegtrainieren«, vielmehr müssen sie aufgenommen und im individuellen Beratungsgespräch bearbeitet werden.

Zusammenfassung

In der Kompetenzförderung pflegender Angehöriger lassen sich die Bausteine der Information, Schulung, Anleitung und Beratung unterscheiden. Bei allen Formen handelt es sich um kommunikative, pädagogisch geleitete Interventionsstrategien, denen eine jeweils eigene Handlungslogik zugrunde liegt. Während es sich bei der Informationsvermittlung um ein relativ unverbindliches, offenes Angebot handelt, verfolgt die Schulung vordefinierte, klare Ziele. Beratung wiederum richtet sich auf die Bewältigung einer individuellen Problem- oder Krisensituation. In den folgenden Kapiteln sollen nun die einzelnen Bausteine der Kompetenzförderung pflegender Angehöriger näher betrachtet werden.

4 Information pflegender Angehöriger

In unzähligen Begegnungen zwischen Pflegefachpersonen und pflegenden Angehörigen werden Informationen vermittelt, etwa beim Besuch der Familie im Altenheim oder Krankenhaus, im Rahmen von Pflegeeinsätzen im ambulanten Bereich oder bei telefonischen Kontakten. Es werden Fragen beantwortet, Broschüren verteilt, Adressen von Selbsthilfegruppen weitergegeben oder auf eine interessante Homepage im Internet verwiesen. Häufig finden diese Aktivitäten der Informationsvermittlung »nebenbei« statt, d. h. sie stehen nicht im Zentrum der Begegnung. Dabei kann leicht übersehen werden, dass es bei der Vermittlung von Informationen durchaus einiges zu bedenken gibt:

Aktivitäten der Informationsvermittlung

- Was interessiert den Angehörigen genau? Worauf zielt seine Frage? Manche Menschen haben Schwierigkeiten, sich auszudrücken und benötigen Hilfestellung bei der Herausarbeitung ihrer konkreten Frage.
- Geht es möglicherweise um ganz andere Belange als auf den ersten Blick sichtbar? Nicht selten verbergen sich hinter Informationsfragen komplexe Problematiken in Familien, die erst durch behutsames Nachfragen erkennbar werden.
- Wie umfangreich sollten die Informationen sein, die vermittelt werden? Wir leben in einem Zeitalter der Informationsflut, die es uns oftmals erschwert, wichtige von unwichtigen Informationen zu trennen. Es muss daher gut überlegt werden, welche Hinweise der Angehörige tatsächlich benötigt und welche eher nachrangig sind. Je größer die Informationsmenge, umso größer ist die Gefahr, dass die zentralen Inhalte nicht erfasst werden.
- Welche Informationen kann ich guten Gewissens weitergeben? Wie erkenne ich seriöse Informationen? Nicht jede Broschüre mit Gesundheitsinformationen ist empfehlenswert, schon gar nicht jede Seite im Internet. Dies macht es erforderlich, Informationen vor ihrer Weitergabe auf ihre Qualität zu überprüfen und zu filtern.
- Wie muss ich mich ausdrücken, damit mein Gegenüber mich versteht? Wie sollte schriftliches Info-Material verfasst sein, um an Angehörige weitergegeben werden zu können? Pflegende Angehörige sind keine medizinischen oder pflegerischen Expert*innen. Informationen müssen so aufbereitet sein, dass sie auch von Laien verstanden werden.

Überlegungen bei der Informationsvermittlung

Wie man sieht, ist Informationsvermittlung mehr als nur eine simple Weitergabe von Daten und Fakten. Im Folgenden sollen daher wesentliche

Kriterien einer gelingenden Informationsvermittlung

Kriterien einer gelingenden Informationsvermittlung herausgearbeitet werden. Dabei geht es unter anderem um die Verständlichkeit von Informationen, die Beurteilung der Qualität von Informationen sowie um die Erstellung eigener schriftlicher Info-Materialien für die Angehörigenarbeit.

4.1 Grundsatz der verständlichen Informationsvermittlung

Folgen der Unverständlichkeit von Informationen

Viele werden das kennen: Man liest ein amtliches Behördenschreiben, einen Artikel in einer Zeitung, hört einen Nachrichtenkommentar im Radio oder verfolgt eine Diskussionsrunde im Fernsehen – und bereits nach kurzer Zeit legt man den Text verärgert zur Seite oder hört einer Sendung nicht mehr zu, weil man dem Ganzen nicht mehr folgen kann. Die Informationen, die dort vermittelt werden, können nicht verstanden werden. Viele Menschen suchen in diesen Momenten zunächst die Schuld bei sich. Sie fühlen sich überfordert, halten sich für wenig gebildet oder möglicherweise sogar für dumm.

Beispiel für unverständliche Informationsvermittlung

Auch gesundheitsbezogene Informationen werden häufig nicht verstanden. Stellen Sie sich vor, Sie erklären einer Tochter, die ihren an einer schweren Herzinsuffizienz leidenden Vater pflegt, die Erkrankung mit folgenden Worten: »Bei einer Herzinsuffizienz handelt es sich um eine myokardiale Dysfunktion mit der kardialen Unfähigkeit, eine den Anforderungen entsprechende Förderleistung zu erbringen. Inzidenz und Prävalenz nehmen mit dem Lebensalter zu. Die Herzinsuffizienz ist die zweithäufigste Todesursache in Deutschland.« Damit haben Sie eine durchaus korrekte Definition der Erkrankung gegeben.

Versetzen Sie sich nun in die pflegende Tochter, die nicht über Ihren beruflichen Hintergrund verfügt. Zunächst wird sie mit einer Vielzahl an Fachwörtern konfrontiert, die ihr wahrscheinlich nicht bekannt sind: Was heißt »myokardiale Dysfunktion« oder »kardiale Unfähigkeit«? Was ist mit »Förderleistung« gemeint? Und was bedeuten die Ausdrücke »Inzidenz« und »Prävalenz«? Nach all diesen verwirrenden Begrifflichkeiten kommt nun noch die niederschmetternde Information, dass es sich bei der Herzinsuffizienz um die zweithäufigste Todesursache in Deutschland handelt. Diese Aussage bleibt als Einzige im Gedächtnis hängen und löst unter Umständen massive Ängste um den Vater aus.

Ist es nun die »Schuld« der Tochter, dass sie die Information nicht versteht? Oder ist es nicht vielmehr Gedankenlosigkeit des Informanten, der sich nicht in die Person des Ratsuchenden hineinversetzen kann oder will?

Fachsprache

Selbstverständlich würden Sie im Umgang mit Angehörigen derartige schulbuchmäßige Erklärungen nicht geben. Gerade professionell Pflegende bemühen sich um eine verständliche Sprache. Häufig sind sie es, die den Patient*innen nach der Visite erklären, was der Arzt bzw. die Ärztin denn nun gesagt hat. Aber auch in der Pflege gibt es – wie in jedem anderen Beruf – eine spezielle Fachsprache, die innerhalb der Berufsgruppe selbstverständlich und manchmal auch im Gespräch mit Patient*innen und Angehörigen genutzt wird. Gelegentlich wird auch davon ausgegangen, dass bestimmte Fachausdrücke sich längst im üblichen Sprachgebrauch eingebürgert haben, wie beispielsweise Inkontinenz oder Demenz. Dies mag zwar für einen Teil der Bevölkerung zutreffen, aber längst nicht für alle, so dass es sinnvoller erscheint, statt von Inkontinenz von Blasenschwäche und statt von Demenz von Altersverwirrtheit zu sprechen.

Zu bedenken ist ferner, dass es um die Gesundheitskompetenz in Deutschland nicht zum Besten bestellt ist. Untersuchungen haben gezeigt, dass mehr als die Hälfte der Bevölkerung nur über eine eingeschränkte Gesundheitskompetenz verfügt (Schaeffer et al. 2016; Hurrelmann et al. 2020). Die ist jedoch notwendig, um im Alltag gesundheits- und pflegebezogene Entscheidungen treffen zu können. Mit Blick auf pflegende Angehörige bedeutet dies für die professionelle Pflege, sensibel für die Wahrnehmung einer eingeschränkten Gesundheitskompetenz zu sein und die Förderung von Gesundheitskompetenz durch angepasste Information, Schulung und Beratung als Auftrag zu verstehen.

<small>Gesundheitskompetenz</small>

Der Psychologe und Kommunikationswissenschaftler Friedemann Schulz von Thun (vielen bekannt durch seine Arbeiten zum »Vier-Ohren-Modell« der Kommunikation) hat sich intensiv mit der Verständlichkeit von Informationen befasst. Er ging der Frage nach, wodurch sich gut zu verstehende von schlecht zu verstehenden Texten unterscheiden und »entdeckte« vier Hauptmerkmale verständlicher Information: Einfachheit, Gliederung/Ordnung, Kürze/Prägnanz und zusätzliche Stimulanz (Langer et al. 2019; Schulz von Thun 1975). Im so genannten *Hamburger Verständlichkeitskonzept* werden diese vier »Verständlichkeitsmacher« näher erläutert:

<small>Merkmale verständlicher Information</small>

- Das erste Kriterium betrifft die *Einfachheit*. Ein Text wird gut verstanden, wenn kurze Sätze mit geläufigen, anschaulichen Wörtern verwendet und Fremdwörter erklärt werden. Das Gegenteil von Einfachheit ist die Kompliziertheit mit langen, verschachtelten Satzkonstruktionen und vielen Fremd- und Fachwörtern (Beispiele: Beipackzettel von Medikamentenpackungen, Gebrauchsanweisung für ein neues Elektrogerät, Behördenschreiben zur Beantragung eines Schwerbehindertenausweises).
- Der zweite Verständlichkeitsmacher bezieht sich auf die *Gliederung/Ordnung* eines Textes. Dazu gehört, dass ein Text übersichtlich gestaltet ist, z. B. durch Absätze oder Überschriften, und einen logischen Aufbau zeigt, d. h. die Informationen erscheinen in einer sinnvollen Reihenfolge. Das Gegenteil von Gliederung/Ordnung ist Unübersichtlichkeit und Zusammenhanglosigkeit.
- Das dritte Merkmal eines verständlichen Textes ist seine *Kürze/Prägnanz*. Kurz und knapp, auf das Wesentliche beschränkt, vermittelt er viele Informationen mit wenigen Worten. Das Gegenteil, die Weitschweifigkeit, findet man weniger bei Texten als bei Vorträgen oder Diskussionen. Dabei trifft man immer wieder auf Redner, denen es nicht gelingt, sich

<small>Hamburger Verständlichkeitskonzept</small>

kurz zu fassen. Sie fallen durch ausführliche, umständliche Erklärungen und Abschweifungen vom Thema auf.
- Der vierte Verständlichkeitsmacher ist die *zusätzliche Stimulanz*. Hierbei handelt es sich um Textmerkmale mit animierender und anregender Wirkung auf den Leser, wie Fragesätze, persönliche Ansprache oder lebensnahe Beispiele. Das Gegenteil, die fehlende Stimulanz, verzichtet auf derartige Anregungen mit der Folge, dass ein Text dadurch unter Umständen langweilig wirkt.

Prüfung der Verständlichkeit

Sowohl mündliche als auch schriftliche Informationen sollten vor ihrer Weitergabe an Patient*innen oder Angehörige auf ihre Verständlichkeit geprüft werden. Für eine systematische Beurteilung von Texten empfiehlt sich die Erstellung eines »Beurteilungsfensters« (▶ Tab. 5; Langer et al. 2019):

Tab. 5: Beurteilungsfenster (Langer et al. 2019, S. 31, Ernst Reinhardt Verlag)

Einfachheit	Gliederung/Ordnung
Kürze/Prägnanz	Anregende Zusätze

Tragen Sie in die Vierfelder-Matrix die Ergebnisse Ihrer Prüfung mit Hilfe von Plus- und Minus-Zeichen ein. Dabei gelten folgende Regeln (▶ Tab. 6):

Tab. 6: Legende für die Beurteilung von Texten (in Anlehnung an Langer et al. 2019, S. 31)

++	Alle oder fast alle Eigenschaften des Merkmals sind deutlich vorhanden (z. B. bei Einfachheit: Der Text besteht aus einfach gebauten Sätzen; er enthält nur geläufige Wörter und ist in einer konkreten, anschaulichen Sprache geschrieben).
+	Die Eigenschaften sind nicht ganz so deutlich oder nur teilweise vorhanden.
0	Neutrale Mitte. Es finden sich gleich stark positive und negative Aspekte.
-	Die negativen Aspekte überwiegen.
- -	Es finden sich nur oder fast nur negative Aspekte (z. B. bei Kürze/Prägnanz: Die Ausdrucksweise ist umständlich; es werden Füllwörter und leere Phrasen genutzt; der Text zeigt Abschweifungen, überflüssige Erläuterungen, Wiederholungen).

Unterschiedliche Relevanz der Eigenschaften

Wie sollte nun ein Beurteilungsfenster im günstigsten Fall aussehen? Nicht alle Eigenschaften sind gleich wichtig. Am wichtigsten sind die Einfachheit sowie die Gliederung/Ordnung. Das Optimum liegt hier bei ++. Im Hinblick auf die Kürze/Prägnanz liegt das Optimum eher in der Mitte, im Bereich zwischen + und 0, denn ein zu knapper Text kann das Verständnis erschweren. Ebenso verhält es sich mit der zusätzlichen Stimulanz. Hier hängt das Optimum stark vom Gesamttext und seiner Gliederung ab, bewegt sich aber in der Regel zwischen + und 0 (Langer et al. 2019). Das Beurteilungsfenster bei einem optimal verständlichen Text sieht also folgendermaßen aus (▶ Tab. 7):

4.2 Evidenzbasiertheit von Informationen

Einfachheit ++	Gliederung/Ordnung ++
Kürze/Prägnanz 0 oder +	Anregende Zusätze 0 oder +

Tab. 7: Beurteilungsfenster eines optimal verständlichen Textes (Langer et al. 2019, S. 33, Ernst Reinhardt Verlag)

Zum Abschluss dieser Thematik muss noch auf ein wichtiges Thema hingewiesen werden, nämlich die Bedeutung von Informationsmaterialien in verschiedenen Sprachen. Nahezu überall in Deutschland leben Migrant*innen, die aufgrund der Sprachbarriere mit Schwierigkeiten in der Erschließung von Gesundheitsinformationen und -leistungen zu kämpfen haben. Hier gilt es Abhilfe zu schaffen, indem beispielsweise Broschüren in türkischer, russischer oder englischer Sprache vorgehalten werden. Zwei gute Beispiele werden im Folgenden vorgestellt:

Informationen für Fremdsprachler

- Einen Wegweiser durch das deutsche Gesundheitssystem in vierzehn Sprachen hat das Bundesministerium für Gesundheit herausgegeben. Er steht als Broschüre auf der Homepage www.wegweiser-gesundheitswesen-deutschland.de zum Download oder zur Bestellung bereit und umfasst Informationen zur Kranken- und Pflegeversicherung, der medizinischen Versorgung, dem Verhalten in Notfällen sowie zu Maßnahmen der Gesundheitsvorsorge.
- Auf der Homepage www.patienteninformation.de des ÄZQ (Ärztliches Zentrum für Qualität in der Medizin) finden sich Gesundheitsinformationen zu zahlreichen Themen (Angststörungen, Antibiotika-Therapie, Asthma und COPD, Darmkrebs, Depressionen, Diabetes, koronare Herzkrankheit, multiresistente Erreger) in den Sprachen Arabisch, Englisch, Französisch, Russisch, Spanisch und Türkisch.

Hinweis

Die Weitergabe schwer zu verstehender Texte und mündlicher Informationen ist keineswegs ein Zeichen geistiger Überlegenheit. Vielmehr ist es ein Zeichen dafür, dass der Vermittler einer Information sich nicht die Mühe gemacht hat, sich in den Empfänger hineinzuversetzen.

4.2 Evidenzbasiertheit von Informationen

Ein weiteres, wichtiges Qualitätskriterium von Informationen ist neben der Verständlichkeit ihre Evidenzbasiertheit. Der Begriff Evidenz leitet sich aus dem Englischen (*evidence*) ab und bedeutet so viel wie »Beleg« oder »Beweis«. Evidenzbasiertheit spielt in der Medizin, zunehmend aber auch in der Pflege,

»Beleg« oder »Beweis«

eine wichtige Rolle. Unter evidenzbasierter Medizin (EbM) versteht man eine Vorgehensweise des medizinischen Handelns, individuelle Patient*innen auf der Basis der besten zur Verfügung stehenden Daten zu versorgen (Deutsches Netzwerk Evidenzbasierte Medizin e. V. 2007). Analog für die Pflege bedeutet Evidence-based Nursing (EbN) die Integration der derzeit besten (pflege-)wissenschaftlichen Belege in die tägliche Pflegepraxis (Behrens & Langer 2016). Was aber sind die »besten« wissenschaftlichen Belege?

Evidenzgrade

In der Forschung werden verschiedene Evidenzgrade von Untersuchungen unterschieden. Als Goldstandard mit dem höchsten Evidenzgrad gilt die so genannte *randomisierte klinische Studie* (RCT) (Sänger et al. 2006). Erläutert werden soll das Verfahren am Beispiel der Erprobung eines neuen Medikaments:

Beispiel

Eine Gruppe von teilnehmenden Personen wird nach dem Zufallsprinzip auf eine experimentelle und eine Kontrollgruppe aufgeteilt. Während die experimentelle Gruppe mit dem neuen Medikament behandelt wird, erhält die Kontrollgruppe ein herkömmliches Medikament. Im Ergebnis lässt sich nun feststellen, ob das neue Medikament gegenüber dem bisherigen Behandlungsverfahren eine bessere Wirkung zeigt oder nicht.

Während es sich also bei der RCT um die Studienart mit der höchsten Evidenz handelt, gibt es noch weitere Arten von Untersuchungen mit abgestuften Qualitätsgraden (Kohortenstudien, Fall-Kontroll-Studien etc.). Die am wenigsten wissenschaftlich gesicherten Daten sind Expertenmeinungen, so genannte konsentierte Meinungen, die nicht auf systematischer Forschung beruhen, sondern Ergebnisse von Einzelerfahrungen sind.

Evidenzbasierte Patienteninformationen

Evidenzbasierte Erkenntnisse bilden folglich eine wichtige Grundlage für die professionelle Arbeit in der Medizin und Pflege. Aber auch für Patient*innen und Angehörige sind sie von Bedeutung, beispielsweise bei anstehenden Entscheidungen für oder gegen eine bestimmte diagnostische Maßnahme oder Therapie. Im Idealfall werden derartige Entscheidungen auf der Grundlage »evidenzbasierter Patienteninformationen« getroffen. Was genau darunter verstanden wird, zeigt die folgende Definition des Ärztlichen Zentrums für Qualität in der Medizin (ÄZQ):

Evidenzbasierte Patienteninformation

»Evidenzbasierte Patienteninformationen beruhen auf objektiven und wissenschaftlich belegten Aussagen zu Erkrankungen und deren Untersuchungs- und Behandlungsmöglichkeiten. Sie berücksichtigen die zum Zeitpunkt der Erstellung vorhandenen besten und aussagekräftigsten Daten zu den untersuchten Themen und die Erfahrungen und Bedürfnisse betroffener Patienten. Evidenzbasierte Patienteninformationen müssen für

> Menschen ohne medizinische Vorbildung verständlich und relevant sein. Relevanz bedeutet, dass als ›Erfolgsfaktoren‹ der Behandlung auch solche dargestellt werden, die für Patienten bedeutsam sind. Dies sind insbesondere die Lebenserwartung und die Lebensqualität. Unter diesen Voraussetzungen sind evidenzbasierte Patienteninformationen eine Grundlage für Patienten, Entscheidungen für oder gegen in Frage kommende Untersuchungs- oder Behandlungsmaßnahmen zu treffen« (Sänger et al. 2006, S. 12).

Verschiedene Institutionen beschäftigen sich seit etlichen Jahren mit der Veröffentlichung verlässlicher Gesundheitsinformationen für Patient*innen, darunter das Deutsche Netzwerk Evidenzbasierte Medizin e. V., das Ärztliche Zentrum für Qualität in der Medizin (ÄZQ) oder das Deutsche Cochrane-Zentrum. Eine weitere Anlaufstelle für evidenzbasierte Gesundheitsinformationen ist das Institut für Qualität und Wirtschaftlichkeit im Gesundheitswesen (IQWiG). Es wurde im Zuge der Gesundheitsreform im Jahr 2004 gegründet und ist im Auftrag des Bundesgesundheitsministeriums und des Gemeinsamen Bundesausschusses tätig. Zu den Aufgaben des IQWiG gehört u. a. die Bewertung von Operations- und Diagnoseverfahren, Arzneimitteln und Behandlungsleitlinien. Ferner erarbeitet das Institut die Grundlagen für neue Disease-Management-Programme (DMP), d. h. strukturierte Behandlungsprogramme für chronisch Kranke (▶ Kap. 3.2). Zu den gesetzlichen Aufgaben des IQWiG gehört nicht zuletzt die Veröffentlichung unabhängiger, evidenzbasierter medizinischer Informationen für Bürgerinnen und Bürger. Seit 2006 existiert die Website www.gesundheitsinformation.de, auf der allgemein verständlich aufbereitete Texte, Grafiken und kurze Filme zu einem breiten Spektrum an medizinischen Themen und Gesundheitsfragen kostenlos zugänglich sind.

Initiativen für evidenzbasierte Gesundheitsinformationen

Es geht also bei den bislang bestehenden Initiativen zur Vermittlung evidenzbasierter Informationen an Patient*innen und ihre Angehörigen in erster Linie um *medizinische* Aspekte. Damit ergeben sich allerdings zwei Problempunkte:

Probleme

Zum einen gibt es längst nicht zu allen Fragen evidenzbasierte Informationen, wie Untersuchungen zeigen (Neises & Windeler 2001). Nur ein Teil des bislang verwendeten medizinischen Wissens kann tatsächlich als evidenzbasiertes Wissen bezeichnet werden. Noch gravierender sieht die Situation in der Pflege aus: Hier gibt es – zumindest in Deutschland – bislang nur wenige Erkenntnisse zum evidenzbasierten pflegerischen Handeln.

Mangel an evidenzbasierten Erkenntnissen

Zum anderen benötigen Patient*innen und ihre Angehörigen nicht nur Informationen über medizinische Belange. Darüber hinaus stellen sich ihnen oft noch ganz andere Fragen, wie z. B.: Welche Klinik ist empfehlenswert? Wo finde ich einen ambulanten Pflegedienst oder eine Kurzzeitpflegeeinrichtung? Welche Finanzierungsmodalitäten gilt es zu beachten? Welche Auswirkungen hat eine Erkrankung auf die Lebensqualität und das Familienleben? Wie gehe ich im Alltag mit meiner Erkrankung bzw. der Erkrankung meines Familienangehörigen um? Wer hilft mir bei meiner Entscheidung für oder gegen die Übernahme der Pflege meiner Eltern?

Weitergehender Informationsbedarf

Im Zeitverlauf ändern sich zudem die Fragen der Betroffenen, so dass wiederum neue und andere Informationen benötigt werden, wie Abbildung 1 zeigt (▶ Abb. 1).

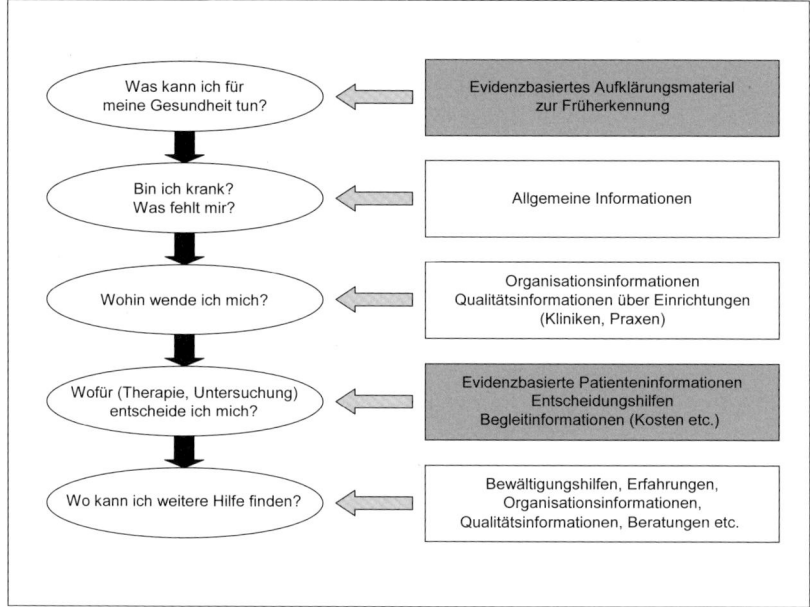

Abb. 1: Arten von Patienteninformationen im Kontext der Versorgungskette (Sänger et al. 2006, S. 11 © Ärztliches Zentrum für Qualität in der Medizin (ÄZQ). Manual Patienteninformation – Empfehlungen zur Erstellung evidenzbasierter Patienteninformationen. Berlin: ÄZQ; 2006.)

Hilfestellung durch Pflegefachpersonen

Fragen wie die soeben gestellten, lassen sich kaum evidenzbasiert beantworten. Gleichwohl ist es auch hier wichtig, dass Patient*innen und ihre Angehörigen verlässliche und objektive Informationen erhalten. Professionell Pflegende können bei der Suche nach Informationen wichtige Hilfestellung geben, indem sie zum einen auf evidenzbasierte Informationen aufmerksam machen und dort, wo es keine Evidenz gibt, in der Lage sind, empfehlenswerte von weniger empfehlenswerten Informationen zu unterscheiden. Im Folgenden wird daher der Frage nachzugehen sein, an welchen Eigenschaften man die Qualität von Informationen beurteilen kann.

4.3 Beurteilung von schriftlichen Informationsmaterialien

Aushändigung von Info-Material

Viele Informationsgespräche enden mit der Weitergabe einer Broschüre, eines Flyers oder sonstiger schriftlicher Unterlagen. Auch zu vielen Beratungs-, Schulungs- und Anleitungssituationen mit Angehörigen gehört die Aushändigung von Informationsschriften, so dass zentrale Inhalte später noch einmal in Ruhe nachgelesen werden können. Oftmals handelt es sich um Materialien, die von Krankenkassen, Selbsthilfeverbänden oder anderen Institutionen stammen. Jedoch sind derartige vorgefertigte Texte nicht immer zur Weitergabe geeignet und sollten daher nicht unkritisch und ohne vorherige gründliche Prüfung ausgehändigt werden.

Gute Informationsmaterialien zeichnen sich durch verschiedene Eigenschaften aus (London 2010; Netzwerk Patienten- und Familienedukation in der Pflege 2014; Sänger et al. 2006):

Eigenschaften guter Materialien

Zielgruppe und Zielsetzung

Broschüren müssen erkennen lassen, an welche Zielgruppe sie sich richten (an Patient*innen, Angehörige oder Fachpersonal) und welche Absicht sie verfolgen (Aufklärung über ein Diagnoseverfahren, Entscheidungshilfe bei mehreren Behandlungsalternativen, Hilfestellung zum Umgang mit einer Erkrankung im Alltag etc.). Dementsprechend müssen die Informationen ausgerichtet sein. Prüfen Sie, ob aus Ihrer Sicht sowohl die Zielgruppe als auch die Ziele erreicht werden.

Layout

Die Gestaltung einer Informationsschrift hat großen Einfluss darauf, ob sie gelesen oder rasch wieder aus der Hand gelegt wird. Ein ansprechendes Layout weckt Interesse und erleichtert das Lesen. Prüfen Sie, ob die Seiten in einer gut lesbaren Schriftgröße abgefasst und nicht zu eng beschrieben sind. Günstig ist es, wenn der Text durch Überschriften unterteilt ist, die sich durch ihre Schriftgröße und Farbe vom übrigen Text unterscheiden. Bilder, Illustrationen oder Grafiken lockern den Text auf, sollten aber immer auf das Thema bezogen sein und erklärt werden (weitere Hinweise zur Gestaltung ► Kap. 4.4).

Alltagsrelevanz

Eine Broschüre wird gelesen, wenn sie dem Informationsbedarf der Nutzer*innen entspricht und somit adressatengerecht ist. Sie sollte auf den jeweiligen Problembereich ausgerichtet sein und praktische Hilfestellung geben können.

Informationsgehalt

Prüfen Sie, ob das Thema der Broschüre vollständig behandelt wird oder ob zentrale Informationen fehlen. Passt der Inhalt zur Überschrift der Broschüre? Wird der Leser bzw. die Leserin möglicherweise mit Informationen überschüttet?

Verständlichkeit

Viele Informationsschriften zeigen ein (zu) hohes Sprachniveau. Achten Sie darauf, dass kurze Sätze und geläufige Wörter verwendet und Fremdwörter erklärt werden. Prüfen Sie Texte anhand der vier Verständlichkeitsmacher von Schulz von Thun (▶ Kap. 4.1).

Aktualität

Viele Informationsschriften lassen leider das Datum ihrer Erstellung nicht erkennen. Dadurch besteht die Gefahr der Falsch- und Fehlinformation durch Weitergabe von veraltetem Wissen, denn gerade im Gesundheitswesen ändert sich das Wissen mit rasanter Geschwindigkeit. Eine gute Broschüre entspricht dem aktuellen Wissensstand und lässt das Datum ihrer Erstellung erkennen.

Neutralität der Informationen

Aus Mangel an anderen geeigneten Broschüren wird häufig auf Informationsschriften der Pharmaindustrie zurückgegriffen. Diese sind nicht grundsätzlich ungeeignet. Häufig sind sie durchaus aufwändig hergestellt und ansprechend aufbereitet. Kritisch ist allerdings, wenn mehr oder weniger offen für ein bestimmtes Produkt oder Medikament geworben wird und dadurch die Neutralität der Informationsvermittlung nicht gegeben ist.

Autorenschaft

Eine Informationsschrift sollte erkennen lassen, wer sie verfasst hat bzw. in wessen Auftrag sie erstellt worden ist. Ein Name oder die Adresse einer Institution ermöglichen Recherchen zur fachlichen Qualifikation des Verfassers.

Nicht zu allen Fragestellungen und Problemlagen von Patient*innen und Angehörigen werden sich passende Informationsschriften finden lassen. Unter Umständen kann es sinnvoll sein, eigene Texte zu erstellen.

> **Tipp**
>
> Die »Leitlinie evidenzbasierte Gesundheitsinformation« (Universität Hamburg/EbM-Netzwerk 2017) benennt verschiedene Qualitätskriterien für die Erstellung von Gesundheitsinformationen als Voraussetzung für informierte Entscheidungen.

4.4 Erstellung von Informationsmaterialien

Zugegeben – die Erstellung von Informationsmaterialien kostet Zeit und Geld. Bevor jedoch auf ungeeignete Texte zurückgegriffen wird, ist es besser, selbst tätig zu werden. Verschiedene Dinge sollten Sie bei der Erstellung beachten (Abt-Zegelin & Steinbock 2003; Sänger et al. 2006; London 2010):

Kriterien der Erstellung

- *Zielgruppenorientierung:* Behalten Sie immer Ihre Zielgruppe im Auge. Pflegende Angehörige benötigen in aller Regel praktisches, handlungsleitendes Wissen und keine ausführlichen theoretischen Abhandlungen. Überlegen Sie, was Sie mit der Informationsschrift erreichen wollen und was der Leser am Ende wissen soll.
- *Textmenge:* Bedenken Sie, dass seitenlange Texte oft nicht gelesen werden. Versuchen Sie, sich auf das Wesentliche zu konzentrieren. Eine kleine Broschüre mit vier bis acht Seiten kann schon viele wichtige Informationen enthalten.
- *Optische Gestaltung:* Wählen Sie eine Schriftgröße nicht unter 14 Punkte. Bedenken Sie, dass pflegende Angehörige häufig ältere Menschen sind, die möglicherweise Sehprobleme haben. Benutzen Sie keine verschnörkelten, sondern klare und leicht lesbare Schriftarten. Heben Sie Kernaussagen durch Unterstreichungen, Fettdruck, größere Schrift oder farbige Gestaltung heraus. Fügen Sie an verschiedenen Stellen Bilder oder Zeichnungen ein; achten Sie jedoch darauf, dass Sie das Layout nicht überfrachten. Verwenden Sie auch keine abschreckenden Bilder (wie beispielsweise großflächige Dekubitusgeschwüre).
- *Titelblatt:* Erstellen Sie ein ansprechendes Deckblatt mit einem »griffigen« Titel und einem freundlichen Foto. Auf dem Titelblatt sollten Ihr Name bzw. der Name und das Logo Ihrer Institution erscheinen. Nähere Informationen, wie Adresse, Telefonnummer, Angaben zur Homepage sowie das Datum der Veröffentlichung, gehören auf die Rückseite.
- *Aktueller Wissensstand:* Die Inhalte Ihrer Broschüre sollten auf dem aktuellen Stand des Wissens basieren. Dazu wird es in der Regel erforderlich sein, neuere Fachliteratur hinzuzuziehen und sich mit dem Thema gründlich auseinanderzusetzen. Bedenken Sie die immer kürzer werdende Halbwertzeit von Wissen: Selbst wenn Ihre Pflegeausbildung bzw. Ihr Pflegestudium erst wenige Jahre zurück liegt, sind zentrale Inhalte möglicherweise schon wieder überholt.

Legen Sie Ihre fertige Informationsschrift Kolleginnen und Kollegen zur kritischen Überprüfung vor. Zeigen Sie den Text auch einer anderen Person, die nicht über pflegerische oder medizinische Kenntnisse verfügt, am besten einer pflegenden Angehörigen. Fragen Sie, ob der Inhalt gut zu verstehen ist und ob das äußere Erscheinungsbild der Informationsschrift zusagt. Denken Sie auch an eine Rechtschreibprüfung durch eine dritte Person.

Prüfung durch Dritte

Nachfolgend finden Sie ein Beispiel für ein kurzes Merkblatt. Es richtet sich an Angehörige, die sich um eine pflegebedürftige Person mit einer PEG-Sonde kümmern.

Merkblatt zum Umgang mit einer Ernährungssonde

Liebe Angehörige, lieber Angehöriger,

Ihr pflegebedürftiges Familienmitglied hat vor kurzem eine Ernährungssonde erhalten, eine so genannte PEG-Sonde. Dabei handelt es sich um einen elastischen Kunststoffschlauch, der durch die Bauchdecke in den Magen eingeführt worden ist. Mit dieser Sonde kann die Ernährung von Patient*innen sichergestellt werden, die krankheitsbedingt nur noch sehr wenig oder gar keine Nahrung mehr über den Mund zu sich nehmen können.

Mit diesem Merkblatt möchten wir Ihnen einige wichtige Hinweise geben, um Ihnen eventuell bestehende Ängste und Sorgen im Umgang mit der Ernährungssonde zu nehmen.

1. Sie können sicher sein, dass der*die Pflegebedürftige über die Sonde eine ausreichende tägliche Nahrungsmenge und alle notwendigen Nährstoffe erhält. In aller Regel bleibt das Gewicht gleich oder erhöht sich sogar. Sollten Sie doch einen Gewichtsverlust feststellen, sprechen Sie mit Ihrem Arzt*Ihrer Ärtzin. Dann kann unter Umständen die tägliche Nahrungsmenge erhöht werden.
2. Waschen Sie sich vor jedem Kontakt mit der Sonde gründlich die Hände.
3. Die Sonde sollte an ihrer Eintrittsstelle in die Bauchdecke täglich vorsichtig hin und her geschoben sowie gedreht werden. Dadurch wird ein Einwachsen der Sonde vermieden. Sie brauchen dabei keine Angst zu haben, dass die Sonde aus der Bauchdecke herausrutscht, da sie innen von einer kleinen Plastikplatte gehalten wird. Lassen Sie sich das Verfahren zuvor von einer Pflegefachperson zeigen.
4. Durch die Sonde können auch Medikamente zugeführt werden. Sprechen Sie zuvor mit Ihrem Arzt*Ihrer Ärztin, bei welchen Medikamenten eine Vergabe über die Sonde sinnvoll ist.
5. Zerkleinern Sie die Medikamente in einem Mörser und geben Sie sie mit reichlich Flüssigkeit ein. Damit vermeiden Sie, dass die Sonde verstopft.
6. Decken Sie die Sonde nicht mit einem Verband ab. Lassen Sie Luft an die Eintrittsstelle, das verhindert Entzündungen.
7. Sollten Sie doch einmal eine Rötung rings um die Eintrittsstelle feststellen, fragen Sie Ihren Arzt*Ihre Ärztin, wie Sie diese behandeln können.
8. ...
9. ...

In dem Beispiel wird sichtbar, dass überwiegend praktische Ratschläge zum Umgang mit einer PEG-Sonde gegeben werden. Nicht theoretische Erläuterungen stehen im Vordergrund, sondern ganz alltagspraktische Hinweise. Angesprochen werden aber auch Ängste und Befürchtungen, indem etwa darauf verwiesen wird, dass die Sonde nicht herausrutschen kann oder dass der*die Pflegebedürftige eine ausreichende Nahrungsmenge erhält.

Wichtig ist es, Merkblätter, Flyer oder Broschüren mit den Angehörigen durchzusprechen. Materialien sollten nicht ohne Erläuterungen verteilt werden. Im obigen Beispiel kann die Übergabe des Merkblatts im Zusammenhang mit einer kleinen Schulungseinheit zum Umgang mit einer PEG-Sonde überreicht werden.

Alltagsrelevanz von Info-Materialien

4.5 Informationen aus dem Internet

Abschließend muss in diesem Kapitel noch ein wichtiges Thema angesprochen werden, welches seit etlichen Jahren verstärkt an Bedeutung gewonnen hat: Immer häufiger nutzen Ratsuchende das Internet, um nach Gesundheitsinformationen zu suchen. Dabei stoßen sie auf Textinformationen, Videosequenzen, virtuelle Sprechstunden, Chatrooms, medizinische Datenbanken usw. Damit ergibt sich das Problem einer unüberschaubaren Fülle an Informationen. Gibt man versuchsweise das Stichwort »Demenz« in die Suchmaschine Google ein, erhält man ca. neun Millionen deutschsprachige Treffer angezeigt. Bei Eingabe des Begriffs »Alzheimer-Demenz« sind es immerhin noch vier Millionen Treffer. Welche von diesen Seiten sind nun empfehlenswert und welche nicht?

Informationsflut

Neben der Informationsflut besteht ein weiteres Problem in der Beurteilung der Qualität von Internetinformationen. Ein großer Teil ist nicht wissenschaftlich fundiert oder stimmt nicht mit medizinischen Richtlinien überein. So haben beispielsweise Bichakjian et al. (2002) die Qualität von 74 Melanom-Websites untersucht und bei zehn Websites Unrichtigkeiten festgestellt. Nicht selten sind Informationen veraltet oder schlichtweg falsch. Texte sind häufig schwer lesbar geschrieben und werden von Menschen mit einem niedrigen Bildungsgrad nicht verstanden. Viele Seiten tragen kein Datum, es ist keine Autorenschaft erkennbar, Quellenangaben sind rar.

Qualitätsproblem

Untersuchungen zeigen, dass Verbraucher*innen relativ undifferenziert Gesundheitsinformationen aus dem Internet nutzen (Eysenbach 2003), was aufgrund der großen Qualitätsunterschiede durchaus problematisch ist. Es stellt sich somit die Frage, wie die Qualität von Internetseiten festgestellt werden kann. Eysenbach (2003) gibt zunächst einige wichtige Hinweise, woran man unseriöse Websites erkennen kann:

Erkennen unseriöser Websites

- Websites, bei denen keine Kontaktadresse oder kein Autorenname angegeben wird;

- aggressive Werbesprache (z. B. »100 %-ige Erfolgsrate«, »sensationelle Ergebnisse« oder »nur noch wenige Wochen verfügbar«);
- bestimmte Phrasen (»Wunderheilung«, »exklusives Produkt«, »Geheimformel«, »traditionelle Rezeptur« etc.);
- eine angepriesene völlige Nebenwirkungsfreiheit;
- angedeutete Verschwörungstheorien (angebliche konspirative Unterdrückung eines Produkts durch die Schulmedizin);
- Fehlen jeglicher Hinweise auf wissenschaftliche Evidenz;
- Fallbeschreibungen oder Zitate von zufriedenen und begeisterten Kunden;
- Werbeaussagen für ein Produkt von (angeblich) bekannten medizinischen Kapazitäten, Koryphäen und Professoren;
- undifferenzierte Darstellung des Krankheitsbilds und des Wirkungsspektrums einer Substanz (d. h. die Methode wirkt angeblich bei allen Patient*innen aller Altersstufen und aller Krankheitsausprägungen gleich gut);
- Werbung für angeblich universalwirksame Substanzen, die von Allergien bis Zahnfleischbluten alles heilen.

Fake News

Umgang mit »Fake News«

Ein großes Problem stellen bewusst gestreute Falschinformationen im Internet, insbesondere in den sozialen Medien, dar. Auch pflegende Angehörige treffen möglicherweise auf solche »Fake News«. So kursieren und kursierten auch im Zusammenhang mit der Corona-Pandemie verschiedentlich manipulativ verbreitete Nachrichten, die erheblichen Schaden anrichten können (Kompetenznetz Public Health COVID-19 2020). Angehörige lehnen möglicherweise aus Verunsicherung sowohl für die pflegebedürftige Person als auch für sich selbst Impfungen gegen COVID-19 ab. Hier ist es Aufgabe von professionell Pflegenden, Falschmeldungen richtigzustellen und Familien auf vertrauenswürdige, verlässliche Websites aufmerksam zu machen, wie beispielsweise des Robert Koch-Instituts.

Qualitätssicherungsansätze

Einen allgemein anerkannten Standard zur Beurteilung der Qualität von Gesundheitsinformationen aus dem Internet gibt es bislang nicht. Seit einigen Jahren existiert allerdings eine Reihe von Instrumenten, die unterschiedliche Ansätze in der Qualitätssicherung verfolgen (Dierks & Schwartz 2001):

- Qualitätssicherung durch Selbstverpflichtung der Anbieter (z. B. HON-Code),
- Qualitätssicherung durch Empowerment, d. h. Befähigung der Nutzer*innen zur Bewertung der Qualität (z. B. DISCERN),
- Qualitätssicherung durch den Erwerb eines Gütesiegels (z. B. MedCIRCLE, AFGIS).

Die genannten Instrumente werden im Folgenden kurz dargestellt.

HON-Code

HON steht als Abkürzung für »Health on the Net Foundation«. Die Gründung dieser Stiftung geht auf die Genfer Konferenz für Telemedizin im Gesundheitswesen im Jahr 1995 zurück. Die Teilnehmer*innen vereinbarten damals die Gründung einer Stiftung mit der Aufgabe der Erstellung eines Verhaltenskodex für Anbieter von Gesundheitsinformationen im Internet. Unterstützt wird die Stiftung u. a. durch die Genfer Universitätskliniken und das schweizerische Institut für Bioinformatik (www.hon.ch).

Beim HON-Code handelt es sich um eine Selbstverpflichtung der Webmaster von medizinischen Seiten, die von der HON-Foundation aufgestellten Qualitätskriterien einzuhalten. Kenntlich gemacht wird dies durch das HON-Logo auf der jeweiligen Website. Die acht Prinzipien des HON-Code lauten:

- *Sachverständigkeit:* Alle medizinischen Hinweise, die auf der Website gegeben werden, werden nur von medizinisch geschulten und qualifizierten Fachleuten gegeben; andere Information wird eindeutig als nicht von Fachleuten stammend gekennzeichnet.
- *Komplementarität:* Die Information auf der Website ist so angelegt, dass sie die Beziehung zwischen Arzt*Ärztzin und Patient*in unterstützt und nicht ersetzt.
- *Datenschutz:* Daten bezüglich der individuellen Patient*innen und Website-Besucher*innen werden vertraulich behandelt.
- *Zuordnung:* Wo immer möglich und sinnvoll, werden alle Informationen auf der Website mit Referenzen auf die Quelle oder mit entsprechenden Links versehen.
- *Belegbarkeit:* Alle Angaben bezüglich der Wirksamkeit einer bestimmten Therapie, eines kommerziellen Produkts oder Dienstes werden durch geeignete, ausgewogene Evidenzen unterstützt.
- *Transparenz:* Die Anbieter der Informationen stellen diese so klar wie möglich auf der Website dar und geben eine Kontaktadresse für Benutzer*innen mit Fragen an. Der Webmaster zeigt seine E-Mail-Adresse auf der gesamten Website.
- *Offenlegung der Finanzierung:* Sponsor*innen und Unterstützer*innen der Website werden klar genannt, einschließlich kommerzieller und nicht kommerzieller Organisationen, die finanzielle Mittel, Dienstleistungen oder Material für die Website zur Verfügung gestellt haben.
- *Werbepolitik:* Wenn Werbung eine Einnahmequelle ist, wird auf diese Tatsache klar hingewiesen. Eine kurze Darstellung der Werberichtlinien findet sich auf der Seite. Werbung wird Benutzer*innen dergestalt dargeboten, dass eine klare Trennung zwischen originalem Inhalt und Werbung für die Benutzer*innen möglich ist (Stiftung Health On the Net 2017).

Kritisch anzumerken ist, dass es sich beim HON-Code lediglich um einen Ethik-Kodex handelt. Im Prinzip kann jeder das Logo auf seiner Website

DISCERN

Selbstbefähigung der Nutzer

Das DISCERN-Instrument (to discern = unterscheiden, wahrnehmen) wurde 1998 an der Universität Oxford von einer Arbeitsgruppe, bestehend aus Personen aus Wissenschaft und Praxis sowie Patient*innen, entwickelt. Der ursprüngliche Gedanke war, im Sinne von Empowerment (▶ Kap. 8.1) medizinische Laien zu befähigen, mit Hilfe von DISCERN schriftliche Patienteninformationen auf ihre Qualität hin beurteilen zu können. In Deutschland wurde DISCERN übersetzt und verbreitet durch die Abteilung Epidemiologie, Sozialmedizin und Gesundheitssystemforschung der Medizinischen Hochschule Hannover und die Ärztliche Zentralstelle Qualitätssicherung (ÄZQ), eine gemeinsame und paritätisch besetzte Einrichtung von Bundesärztekammer und Kassenärztlicher Bundesvereinigung.

Unterstützung bei Entscheidungsfindungen

DISCERN zielt in erster Linie auf die Beurteilung von Behandlungsverfahren und -alternativen ab. Der Patient soll in die Lage versetzt werden, an Entscheidungen über seine Behandlung mitzuwirken, hin zu einer partnerschaftlichen Entscheidungsfindung zwischen Arzt*Ärztin und Patient*in (shared decision making). Zugleich soll DISCERN Autor*innen und Hersteller*innen von Patienteninformationen als Checkliste zur Prüfung ihres Angebots dienen (www.discern.de).

Schlüsselfragen

Das DISCERN-Instrument besteht aus 15 Schlüsselfragen sowie einer abschließenden Bewertung der Gesamtqualität einer Publikation. Jede der 15 Fragen soll ein eigenes Qualitätskriterium, d. h. ein entscheidendes Merkmal qualitativ guter Informationen über Behandlungsalternativen, repräsentieren. Zu jeder Frage gibt es Hinweise, die deutlich machen wollen, worum es in der Frage geht und warum sie wichtig ist. Zum DISCERN-Instrument gehört außerdem ein Handbuch, welches dem Nutzer helfen soll, das Instrument zu verstehen und sinnvoll einzusetzen. Die 15 Fragen werden in drei Abschnitte unterteilt:

Zuverlässigkeit der Publikation

Abschnitt I (Fragen 1–8) enthält Fragen, die sich mit der Zuverlässigkeit einer Publikation beschäftigen. Es soll Hilfestellung gegeben werden, ob eine Publikation vertrauenswürdige Informationen für eine Entscheidungsfindung liefert. Die Fragen lauten:

1. Sind die Ziele der Publikation klar?
2. Erreicht die Publikation ihre selbst gesteckten Ziele?
3. Ist die Publikation für Sie bedeutsam?
4. Existieren klare Angaben zu den Informationsquellen, die zur Erstellung der Publikation herangezogen wurden (neben dem Autor oder Hersteller)?
5. Ist klar angegeben, wann die Informationen, die in der Publikation verwendet und wiedergegeben werden, erstellt wurden?

6. Ist die Publikation ausgewogen und unbeeinflusst geschrieben?
7. Enthält die Publikation detaillierte Angaben über ergänzende Hilfen und Informationen?
8. Äußert sich die Publikation zu Bereichen, für die keine sicheren Informationen vorliegen?

Abschnitt II (Fragen 9–15) befasst sich schwerpunktmäßig mit Fragen zu den in der Publikation beschrieben Behandlungsverfahren:

> Beschreibung des Behandlungsverfahrens

9. Beschreibt die Publikation die Wirkungsweise jedes Behandlungsverfahrens?
10. Beschreibt die Publikation den Nutzen jedes Behandlungsverfahrens?
11. Beschreibt die Publikation die Risiken jedes Behandlungsverfahrens?
12. Beschreibt die Publikation mögliche Folgen einer Nicht-Behandlung?
13. Beschreibt die Publikation, wie die Behandlungsverfahren die Lebensqualität beeinflussen?
14. Wird darüber informiert, dass mehr als ein mögliches Behandlungsverfahren existieren kann?
15. Ist die Publikation eine Hilfe für eine »partnerschaftliche Entscheidungsfindung« (das so genannte shared decision making)?

Jede dieser 15 Fragen wird auf einer 5-Punkte-Skala bewertet, die von *Nein* (= 1 Punkt) bis *Ja* (= 5 Punkte) reicht.

Abschnitt III (Frage 16) fragt nach der Gesamtbewertung der Publikation: »Bewerten Sie abschließend – auf der Grundlage der Antworten auf alle vorausgehenden Fragen – die Publikation hinsichtlich ihrer Gesamtqualität als Informationsquelle über Behandlungsalternativen.« Die Bewertungsskala zu dieser letzten Frage reicht von niedrig (1 Punkt) bis hoch (5 Punkte).

> Gesamtbewertung

Ein solcher Versuch, Patient*innen in die Lage zu versetzen, die Qualität von Publikationen zu prüfen, ist grundsätzlich begrüßenswert. Da es bei DISCERN vorrangig um die Prüfung von Behandlungsalternativen geht, beschränkt sich die Möglichkeit der Anwendung des Instruments allerdings nur auf einen Teilbereich der Gesundheitsinformationen. Inwieweit Patient*innen tatsächlich in der Lage sind zu erkennen, ob eine Publikation ausgewogen und unbeeinflusst geschrieben ist (Frage 6), darf angezweifelt werden. Ob Wirkungsweise, Nutzen oder Risiken eines Behandlungsverfahrens (Fragen 9–11) korrekt und umfassend beschrieben worden sind, ist ebenfalls für den medizinischen Laien nur schwer zu beurteilen.

> Kritische Würdigung

Auch das DISCERN-Handbuch weist darauf hin, dass das Instrument nicht vermitteln kann, ob eine Information wahr ist oder auf richtigen Erkenntnissen beruht. DISCERN orientiert sich klar an der Schulmedizin und setzt strenge wissenschaftliche Maßstäbe an die Qualität von Informationen. Erfreulich ist, dass der Aspekt der Lebensqualität thematisiert wird (Frage 13). Nicht nur Risiken und Nutzen von Behandlungsverfahren spielen eine Rolle, sondern auch mögliche Auswirkungen auf Lebensweise, Lebensverhältnisse und Familienmitglieder.

Hohe Anforderungen an Nutzer

Die Nutzung von DISCERN setzt die Bereitschaft bei Anwender*innen voraus, sich zunächst einmal mit dem Instrument vertraut zu machen und intensiv auseinanderzusetzen, um es erst dann aktiv anzuwenden. Vielen Menschen wird dieses Verfahren aber zu umständlich und langwierig sein.

MedCIRCLE

EU-Projekt

Der Begriff MedCIRCLE steht für *Collaboration for Internet Rating, Certification, Labeling and Evaluation of Health Information*. Es handelt sich hierbei um ein im Jahr 2002 von der Europäischen Union ins Leben gerufene Projekt mit dem Ziel, Konsument*innen und Patient*innen den Zugang zu qualitativ hochwertiger Information im Internet zu erleichtern (www.medcircle.org). Wie das Ganze funktioniert, soll im Folgenden dargestellt werden.

Selbst- und Fremdbewertung

MedCIRCLE verbindet die Selbstbewertung von Informationsanbietern mit Maßnahmen zur Fremdbewertung. Die Anbieter von Gesundheitsinformationen im Internet können ein »Qualitäts-Label«, d. h. ein Qualitäts-Etikett, für ihre Webseiten erhalten. Klicken Nutzer*innen auf dieses Label, erhalten sie über eine zentrale Datenbank Auskunft über die jeweilige Webseite (Metadaten). Das Label gibt es in drei Qualitätsstufen:

Drei Qualitätsstufen

- *Stufe 1:* Selbstauskunft des Informationsanbieters. Hier kann der Webmaster Informationen über seine Webseite, über interne Qualitätssicherungsmaßnahmen, die Qualifikation der Autor*innen usw. hinterlegen.
- *Stufe 2:* Überprüfung durch medizinische Laien. MedCIRCLE-Mitarbeiter*innen prüfen die objektivierbaren Kriterien. Möglich sind an dieser Stelle auch beispielsweise Bewertungen von Selbsthilfegruppen.
- *Stufe 3:* Überprüfung der inhaltlichen Angemessenheit durch einen medizinischen Experten. Ab dieser dritten Stufe kann man sicher sein, dass die Bewertung der Webseite von einer medizinischen Fachgesellschaft oder einem unabhängigen Experten vorgenommen worden ist.

Kritische Würdigung

Deutlich wird die Medizinorientiertheit auch dieses Instruments. Kritisch angemerkt werden muss, dass erst ab Stufe 3 eine Überprüfung durch Mediziner*innen stattfindet. Die Selbstauskunft bei Stufe 1 kann – ähnlich wie der HON-Code – Verbraucher*innen irreführen. Fraglich erscheint es zudem, ob sich den Nutzern der erhebliche Unterschied zwischen den drei Qualitätsstufen erschließt.

AFGIS

Entwicklung und Erprobung von Qualitätskriterien

Das »Aktionsforum Gesundheitsinformationssystem« (AFGIS) wurde im Jahr 1999 durch das damalige Bundesministerium für Gesundheit ins Leben gerufen und mit der Aufgabe betraut, Qualitätskriterien für Gesundheitsinformationen in den neuen Medien zu entwickeln und zu erproben. AFGIS besteht aus einem bundesweiten Zusammenschluss von Verbänden, Unternehmen und Einzelpersonen, darunter Krankenkassen, Patientenorganisationen, Universitäten, medizinischen Fachgesellschaften, Körperschaften der Heilberufe, medizinischen Dienstleistungs- und Portalanbietern, Fachexperten etc. (www.afgis.de).

Anbieter von Gesundheitsinformationen im Internet können über AFGIS ein Qualitäts-Logo erwerben. Das Verfahren zum Erwerb des Logos beruht darauf, dass der Anbieter Zusatzinformationen über sich und sein Angebot an Gesundheitsinformationen zur Verfügung stellt und damit eine größere Transparenz für Informationssuchende herstellt. Die Angaben des Anbieters werden mit einem Mausklick auf das AFGIS-Logo der Homepage sichtbar und unterteilen sich in zehn Transparenzkriterien. Diese erfragen Transparenz über

Qualitäts-Logo

- den Anbieter,
- Ziel/Zweck und angesprochene Zielgruppen der Information,
- die Autor*innen und Datenquellen der Information,
- die Aktualität der Daten,
- die Möglichkeit für Rückmeldungen seitens der Nutzer*innen,
- das Verfahren der Qualitätssicherung,
- die Trennung von Werbung und redaktionellem Beitrag,
- die Finanzierung und Sponsoren,
- Kooperationen und Vernetzung sowie
- Datenverwendung und Datenschutz.

Neben der Transparenz spielt auch die Vermittlungsqualität von Gesundheitsinformationen eine Rolle. Dabei wird unterschieden zwischen der Benutzerfreundlichkeit (*Usability*), der Barrierefreiheit (*Accessibility*) und der Verständlichkeit (*Intelligibility*). Auch Aspekte des Daten- und Persönlichkeitsschutzes sind von Bedeutung.

Qualität der Vermittlung

Die Überprüfung der inhaltlichen Richtigkeit von Gesundheitsinformationen gehört allerdings ausdrücklich nicht zu den von AFGIS geprüften Merkmalen. Dies kann als ein gravierender Nachteil angesehen werden. Positiv anzumerken ist, dass es sich bei AFGIS nicht nur um einen Zusammenschluss von Mediziner*innen handelt, sondern zahlreiche andere Berufsgruppen, Institutionen, Selbsthilfegruppen und Patientenvertretungen involviert sind. Dadurch wird eine Einengung auf die rein medizinische Perspektive vermieden.

Kritische Würdigung

4.6 Hilfreiche Informationsportale für pflegende Angehörige

Wo finden Angehörige seriöse Informationen zu Fragen im Zusammenhang mit der häuslichen Pflege eines Familienmitglieds? Wenn es um Fragen zu einer bestimmten Erkrankung geht, helfen oftmals Websites von Stiftungen, Betroffenenorganisationen oder wissenschaftlichen Instituten weiter. Beispielhaft sollen nachfolgend einige wenige genannt werden.

Seriöse Informationsquellen

- Umfangreiche Informationen für Angehörige von Menschen mit Demenz bietet die Homepage der Deutschen Alzheimer Gesellschaft (www.deutsche-alzheimer.de).
- Auf dem Portal der Stiftung Deutsche Schlaganfallhilfe (www.schlaganfall-hilfe.de) finden sich Informationen für Angehörige zum Umgang mit der Erkrankung im Alltag sowie Adressen von Beratungsstellen.
- Familien mit einem herzkranken Kind finden Rat und Hilfe auf der Homepage der Deutschen Herzstiftung (www.herzstiftung.de).
- Angehörigen von krebskranken Menschen kann die Website der Deutschen Krebshilfe (www.krebshilfe.de) empfohlen werden.
- Ratschläge für Angehörige von schwer depressiv erkrankten Menschen halten die Stiftung Deutsche Depressionshilfe (www.depressionshilfe.de) oder die Betroffenenorganisation Deutsche DepressionsLiga (www.depressionsliga.de) bereit.

Allgemeine Informationen rund um das Thema häusliche Pflege finden sich auf Seiten von Ministerien, Seniorenorganisationen und Interessenvertretungen pflegender Angehöriger, wie beispielsweise auf den Portalen:

- »Wir pflegen! Interessenvertretung und Selbsthilfe pflegender Angehöriger e. V.« (www.wir-pflegen.net)
- »Angehörige pflegen«, Portal der Bibliomed Medizinische Verlagsgesellschaft (www.angehoerige-pflegen.de)
- »Bundesarbeitsgemeinschaft der Seniorenorganisationen« BAGSO (www.bagso.de)
- »Wege zur Pflege«, Portal des Bundesministeriums für Familie, Senioren, Frauen und Jugend (www.wege-zur-pflege.de)
- »gesund.bund.de«, Portal des Bundesministeriums für Gesundheit (www.gesund.bund.de)

Indem Pflegefachpersonen Angehörige auf seriöse Websites mit aktuellen und gesicherten Informationen aufmerksam machen, tragen sie dazu bei, Falsch- und Fehlinformationen zu vermeiden.

Zusammenfassung

Wie deutlich geworden sein dürfte, handelt es sich bei der Vermittlung von Informationen um ein durchaus anspruchsvolles Geschehen. Informationen müssen verständlich, qualitätsgesichert und – falls möglich – evidenzbasiert sein. Aufgabe von Pflegefachpersonen ist es, Patient*innen und Angehörige über wichtige Kriterien qualitätsgesicherter Informationen, z. B. aus dem Internet, aufzuklären. Die Bedeutung der Informationsvermittlung sollte nicht unterschätzt werden, bildet sie doch einen wichtigen Bestandteil auch in der Schulung und Beratung von pflegenden Angehörigen.

5 Einzelschulung pflegender Angehöriger

Eine Schulung pflegender Angehöriger kann in verschiedenen Situationen angezeigt sein: als geplante Intervention, z. B. im Rahmen des Entlassungsmanagements im Krankenhaus oder als häusliche Schulung nach § 45 SGB XI, aber auch als spontane Maßnahme in der täglichen Pflegepraxis. Die Themenpalette ist nahezu unerschöpflich: Maßnahmen der Dekubitusprophylaxe, Lagerungs- und Transfertechniken, rückenschonende Arbeitsweisen, Handhabung einer PEG-Sonde oder eines Dauerkatheters, Anlegen von Verbänden und Kompressionsstrümpfen, Umgang mit Hilfsmitteln, Maßnahmen der Kontinenzförderung, Sturzvermeidung, Ernährung des Pflegebedürftigen, Umgang mit Medikamenten, Durchführung der Insulininjektion oder Blutdruckmessung usw. Überall dort, wo Angehörige mit pflegepraktischen Anforderungen konfrontiert werden, kann eine Schulung angezeigt sein.

Möglichkeiten für Schulungen

Ausschlaggebend für den Erfolg einer Schulung ist ihre methodische und didaktische Gestaltung. Günstig ist es dabei natürlich, wenn hinreichend Ruhe und Zeit gegeben sind, aber auch angesichts begrenzter Zeitressourcen können Fertigkeiten in Form von so genannten »Mikroschulungen« (Segmüller 2015, S. 49; Abt-Zegelin 2006) systematisch und konzeptgeleitet vermittelt werden.

Erfolgsfaktor Schulungsgestaltung

5.1 Schulungsprozess

Eine Schulung lässt sich als Prozess charakterisieren, der aus mehreren Schritten besteht und Ähnlichkeiten mit dem Pflegeprozess aufweist. Je nach Schulungsprozessmodell werden vier bis sechs Schritte unterschieden (Schneider 2002; Oelke 2007; Klug-Redmann 2009). In allen Modellen benannt werden die folgenden vier Schritte: die Einschätzung des Schulungsbedarfs, die Zielvereinbarung, die Durchführung der Schulung und die Erfolgsüberprüfung (▶ Abb. 2).

Schritte im Schulungsprozess

Abb. 2:
Schulungsprozess
(eigene Darstellung)

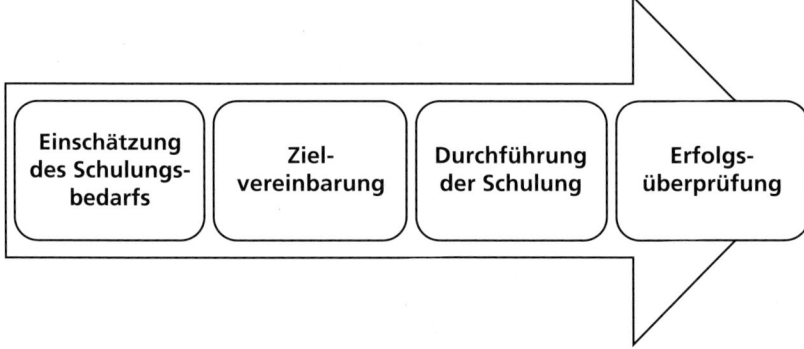

Zum besseren Verständnis der Vorgehensweise bei einer Schulung wird im Folgenden ein kleinschrittiges Vorgehen gewählt, indem eine Orientierung am Schulungskonzept des Netzwerks Patienten- und Familienedukation in der Pflege e. V. (2008) (www.patientenedukation.de) vorgenommen wird.

Schulungskonzept

Vorbereitung der Schulung

- Sachanalyse
- Organisatorische Vorbereitung
- Schulungskoffer

Orientierungsgespräch (ggf. separater Termin)

- Situationsanalyse
- Vorwissen feststellen, Haltung erkennen
- Festlegen der Schulungsziele (Richtziel/Feinziele) mit dem Patienten/Angehörigen

Durchführung der Schulung

- Wissen ergänzen
- Anschauungsmaterial vorstellen und erklären
- Demonstration der jeweiligen Technik
- Übungen mit dem Adressaten durchführen
- Fragen beantworten
- Info-Material aushändigen
- Überprüfung der Zielerreichung (Ergebnissicherung, ggf. mit Wissenscheck)
- Feedback zur Schulung/Atmosphäre (Adressat und schulende Person)

Nachbereitung

- Nachgespräch zur Überprüfung der Nachhaltigkeit der Schulung (telefonisch oder erneuter Besuch)
- Dokumentation zur Qualitätssicherung, als Leistungsnachweis, Transparenz für andere Beteiligte

Zuvor bedarf es jedoch noch einiger wichtiger Erläuterungen: Bei einer Einzelschulung handelt es sich keineswegs um ein statisches Geschehen, welches zwingend in immer der gleichen Reihenfolge vorzunehmen ist. Vielmehr sind stets die individuellen Bedürfnisse des Angehörigen zu berücksichtigen. Interessiert er oder sie sich beispielsweise vorrangig für die praktische Übung einer Fertigkeit und weniger für theoretische Erläuterungen, sollte zunächst Gelegenheit zum Üben gegeben werden. Wissensinhalte können dabei »portionsweise« eingeflochten oder an den Schluss gestellt werden. Grundsätzlich ist eine langsame Vorgehensweise in kleinen Schritten angezeigt. Bei komplexeren Schulungsinhalten ist es unter Umständen besser, mehrere Sitzungen durchzuführen, als zu versuchen, möglichst viel Stoff in eine Sitzung hineinzupressen.

Flexibilität in der Vorgehensweise

> **Hinweis**
>
> Die Durchführung von Angehörigenschulungen nach einem starren Schema ist kontraproduktiv! Jede Schulung muss Raum lassen für individuelle Anpassungen – entsprechend der jeweiligen Situation und den Bedürfnissen des pflegenden Angehörigen.

Im Schulungskonzept des Netzwerks Patienten- und Familienedukation lassen sich vier Hauptphasen unterscheiden – Vorbereitung, Orientierungsgespräch, Durchführung und Nachbereitung –, die wiederum in mehrere Schritte unterteilt sind. Im Folgenden werden die einzelnen Phasen mit ihren Schritten erläutert und am Beispiel einer Angehörigenschulung zum Thema »Lagerung zur Dekubitusprophylaxe« verdeutlicht.

Hauptphasen einer Schulung

5.2 Vorbereitung der Schulung

Zur Vorbereitung einer Schulung gehören ihre Organisation, eine Sachanalyse des Schulungsthemas sowie die Zusammenstellung der Schulungsmaterialien.

Hauptphase I

5.2.1 Organisatorische Vorbereitung

Ort, Termin und Dauer

Zur organisatorischen Vorbereitung gehört zunächst die *Vereinbarung von Ort, Termin und Zeitdauer* der Schulung. Eine Schulung kann in der häuslichen Umgebung, im Krankenhaus, einer Reha-Klinik, bei einem ambulanten Pflegedienst oder in einer Beratungsstelle stattfinden, in Anwesenheit des Pflegebedürftigen oder allein mit dem Angehörigen. Die Ortswahl und Terminvereinbarung sollten unter Berücksichtigung der Wünsche der Angehörigen erfolgen. Bei Schulungen in der häuslichen Umgebung fragen Sie nach, wann eine größtmögliche Störungsfreiheit gegeben ist. Falls mehrere Familienmitglieder an der Schulung teilnehmen möchten, müssen gegebenenfalls Berufszeiten berücksichtigt werden.

Mehrere Termine bei komplexer Thematik

Eine Einzelschulung sollte nicht länger als sechzig bis neunzig Minuten dauern, da Aufmerksamkeit und Konzentration je nach Alter und Befinden des Angehörigen nachlassen können. Bei komplexen Themen kann es sinnvoll sein, mehrere Termine zu vereinbaren und kurze Schulungen von jeweils dreißigminütiger Dauer durchzuführen. Mikroschulungen sollten nicht länger als 15–30 Minuten dauern. Teilen Sie den Angehörigen bereits im Vorfeld die ungefähre Zeitdauer des Treffens mit, so dass diese sich darauf einstellen können.

5.2.2 Sachanalyse

Prüfung des aktuellen Wissensstandes

Jede Schulung bedarf zuvor einer gründlichen inhaltlichen Aufbereitung des zu behandelnden Themas und einer Auseinandersetzung mit den theoretischen Grundlagen. Auch wenn nicht in jedem Fall evidenzbasiertes Wissen zur Verfügung steht, sollte eine Schulung auf der Basis des derzeitigen aktuellen Wissensstandes erfolgen. Dies bedeutet zunächst, dass die Schulungsperson in der Lage sein muss, eine *Literaturrecherche* in Fachzeitschriften, Büchern und Datenbanken vorzunehmen. Die Recherche kann je nach Thema unterschiedlichen Schwerpunktsetzungen folgen, wie beispielsweise:

- Begriffserläuterungen,
- Interventionsmöglichkeiten,
- Vor- und Nachteile von Interventionen,
- Auswirkungen von Krankheit/Pflegebedürftigkeit im Alltag,
- Umgang mit krankheitsbedingten Herausforderungen im Alltag,
- hygienische Aspekte,
- Hilfsmittel (geeignete/ungeeignete Hilfsmittel, Erhalt von Hilfsmitteln, Umgang mit Hilfsmitteln),
- Pflegematerialien,
- mögliche auftretende Probleme,
- Umgang mit Medikamenten (Anwendung, Haltbarkeit, Lagerungshinweise etc.),
- Komplikationen und Kontraindikationen,

- rechtliche Grundlagen,
- ethische Aspekte,
- geeignete (evidenzbasierte) Gesundheitsinformationen (Broschüren, Videos etc.) (Netzwerk Patienten- und Familienedukation in der Pflege e. V. 2008, S. 3 f.).

Bereits bei der Sachanalyse ist zu überlegen, welche Informationen alltagsrelevant sind und daher auf jeden Fall vermittelt werden sollten. So kommt es beispielsweise bei der Versorgung einer diabeteskranken pflegebedürftigen Person nicht darauf an, den Angehörigen Detailkenntnisse über die Funktion der Bauchspeicheldrüse oder die Bedeutung der Langerhans-Inseln zu vermitteln. Vielmehr müssen Angehörige z. B. in der Lage sein, Anzeichen einer Über- oder Unterzuckerung frühzeitig zu erkennen und wissen, welche Maßnahmen in einem solchen Fall zu treffen sind. Gerade solche Themen sind häufig auch mit Ängsten und Sorgen besetzt. Alltagsorientierte Schulungen können dazu beitragen, Ängste abzubauen und den Angehörigen Sicherheit zu vermitteln. Alle im Rahmen der Sachanalyse genutzten Quellen werden in einer Literaturliste erfasst. Die zentralen Inhalte werden zusammengefasst und in das Schulungskonzept (▶ Kap. 5.6) aufgenommen.

Alltagsorientiertes Wissen

5.2.3 Zusammenstellung der Schulungsmaterialien

Zur Unterstützung einer jeden Schulung gehören *Anschauungs-, Übungs- und Informationsmaterialien*, die in einem Schulungskoffer mitgenommen werden. Im Laufe der Zeit werden Sie feststellen, dass der Koffer sich immer mehr mit allerlei nützlichen Dingen füllt. Nicht immer werden alle Utensilien dieser »edukativen Werkzeugkiste« (London 2010, S. 121 ff.) benötigt, aber in jedem Fall ist es gut, sie dabei zu haben, um auf die jeweiligen Lern- und Informationsbedürfnisse flexibel reagieren zu können.

Inhalte des Materialkoffers

Zu den *schriftlichen Informationsmaterialien* gehören u. a. Broschüren oder Handzettel (zum Verteilen am Ende der Schulung), leicht verständliche, möglichst bebilderte Bücher, Fachbücher (zum eigenen Nachschlagen oder für »fortgeschrittene« Klient*innen) und Adressen (u. a. von Selbsthilfegruppen oder regionalen Beratungsstellen). Als *Anschauungs- und Übungsmaterialien* können Poster, Bilder, laminierte Fotos, anatomische Modelle oder auch Hilfsmittelkataloge dienen. Wenn ein Laptop zur Verfügung steht, können ggf. PowerPoint-Präsentationen oder auch Videos aus dem Internet gezeigt werden. Zu Übungszwecken benötigt man dem jeweiligen Thema entsprechende Materialien oder medizinische Geräte, (z. B. Blutdruckmessgerät, Verbandsmaterialien, Injektionsutensilien usw.). Nicht vergessen werden sollten Kugelschreiber, Visitenkarten, Terminkalender sowie ein Zeichenblock und Faserstifte.

Vielfalt an Materialien

5 Einzelschulung pflegender Angehöriger

 Materialkoffer am Beispiel »Lagerung zur Dekubitusprophylaxe«

- Broschüren über Entstehungsursachen und Prophylaxe eines Dekubitus
- Bilder mit schrittweiser Beschreibung verschiedener Lagerungsarten
- diverse kleine und größere Kissen, Decke
- Film mit Demonstration verschiedener Lagerungsarten
- Hilfsmittelkatalog
- Muster eines Lagerungsplans zur Dokumentation der Lagerung
- Adresse eines Angehörigengesprächskreises
- Termine von demnächst stattfindenden Pflegekursen in der Region
- etc.

Materialien selbst anfertigen

Nicht immer werden Sie vorgefertigte Schulungsmaterialien finden. Seien Sie kreativ und entwickeln die notwendigen Materialien selbst. So können beispielsweise Bilder, Fotos oder Zeichnungen aus Büchern kopiert, vergrößert und laminiert werden. Erarbeiten Sie im Laufe der Zeit Handzettel oder kleine Broschüren, die Sie an die Klient*innen verteilen (▶ Kap. 4.4).

5.3 Orientierungsgespräch

Hauptphase II

Das Orientierungsgespräch dient dazu, sich ein Bild über die Pflegesituation und den konkreten Schulungsbedarf des Angehörigen zu verschaffen. Es umfasst die Situationsanalyse, die Feststellung von Vorwissen der Angehörigen sowie die Vereinbarung von Lernzielen. Unter Umständen empfiehlt sich ein eigener Termin für das Orientierungsgespräch. Dies eröffnet die Möglichkeit einer gezielten Vorbereitung auf die spätere Schulung unter Berücksichtigung der individuellen Zielvorstellungen und Wünsche des Angehörigen.

5.3.1 Situationsanalyse

Erhebung der Pflegesituation

Nach der Begrüßung der Angehörigen und der pflegebedürftigen Person stellen Sie sich persönlich vor. »Small Talk« trägt dazu bei, eine entspannte und vertrauensvolle Atmosphäre zu schaffen. Beginnen Sie danach mit allgemeinen Fragen zur Pflegesituation:

Allgemeine Fragen

- Welche Erkrankungen liegen bei der pflegebedürftigen Person vor?
- Handelt es sich um eine erst kürzlich eingetretene oder bereits langjährige Pflegesituation?
- Wer ist die Hauptpflegeperson?

- In welcher Beziehung steht die Hauptpflegeperson zum Pflegebedürftigen (Ehepartner, Tochter/Sohn etc.)?
- Erhält die Familie Unterstützung bei der Pflege, z. B. durch einen ambulanten Pflegedienst oder einen ehrenamtlichen Besuchsdienst?
- etc.

Fragen Sie nun gezielter, bezogen auf das Thema der Schulung. In der Regel wird eine Problem- und Ressourcenanalyse, sowohl bezogen auf die pflegebedürftige Person als auch auf den pflegenden Angehörigen, erforderlich sein.

Themenbezogene Fragen

Situationsanalyse am Beispiel »Lagerung zur Dekubitusprophylaxe«

- Hat die pflegebedürftige Person schon einmal ein Druckgeschwür gehabt?
- Wie steht es um die Mobilität des Pflegebedürftigen (Sitzen, Stehen, Gehen, Mikrobewegungen)?
- Wie viele Stunden am Tag liegt der Pflegebedürftige im Bett, sitzt er im Stuhl oder Sessel?
- Bestehen beim pflegenden Angehörigen gesundheitliche Einschränkungen, die bei der Schulung zu berücksichtigen sind?
- Wie steht es um die Wohn- und Hilfsmittelsituation (z. B. beengtes Schlafzimmer, fehlendes Pflegebett, Fehlen einer Anti-Dekubitus-Matratze)?
- Wird erkennbar, dass evtl. ungeeignete Lagerungsarten oder Lagerungshilfen zum Einsatz kommen?
- etc.

5.3.2 Feststellung von Vorwissen und Haltung

Zentraler Bestandteil des Orientierungsgesprächs ist die Feststellung des bereits vorhandenen Wissens zum Thema. Dies ist aus verschiedenen Gründen wichtig:

Bedeutung des Vorwissens

- Zunächst einmal finden Sie dadurch heraus, was der Angehörige bereits weiß. Angemessene Verhaltensweisen und Fähigkeiten können Sie im weiteren Verlauf der Schulung fördern, eventuelle Fehler behutsam korrigieren.
- Zugleich finden Sie heraus, was er nicht weiß und an welchen Stellen eine Vermittlung von Wissen und/oder Fertigkeiten notwendig ist.
- Die Feststellung von Vorwissen hilft zu vermeiden, dass Sie Zeit mit Dingen verschwenden, die dem Angehörigen bereits bekannt sind und ihn möglicherweise langweilen würden. Vergessen Sie nicht, dass viele Angehörige bereits seit Jahren pflegen und sich häufig eine hohe Expertise erworben haben.

- Im Vorgespräch können Sie zudem noch viel mehr erfahren: Wie aufnahmefähig wirkt der Angehörige? Zeigt er sich motiviert, etwas zu lernen, oder eher nicht? Werden Ängste und Bedenken sichtbar? Welche Einstellung zeigt er gegenüber der Schulung und gegenüber dem zu behandelnden Thema? Nicht nur das bereits vorhandene Wissen ist also von Bedeutung, sondern auch die Haltung und Motivation des Klienten in der Schulungssituation (London 2010).

Ermittlung von Vorwissen

Wie aber kann man Vorwissen, Haltung und Motivation erfassen? Zur Feststellung von Vorwissen werden dem Angehörigen zunächst verschiedene Fragen gestellt, wie beispielsweise:

- Was wissen Sie bereits über das Thema?
- Haben Sie schon einmal etwas darüber gelesen? Haben Sie sich eventuell im Internet über das Thema informiert? Welche Informationen haben Sie dort gefunden?
- Hat Ihnen Ihr Arzt*Ihre Ärztin schon einmal etwas dazu erklärt?
- Haben Sie früher schon einmal mit diesem Thema zu tun gehabt?
- Bereitet Ihnen dieses Thema irgendwie Sorgen? Gibt es etwas, das Sie ängstigt?
- Wie sind Sie darauf gekommen, diese Schulung zu absolvieren?

Erfassung der Gesamtsituation

Natürlich müssen nicht all diese Fragen gestellt werden. Umfang und Art der Fragen zur Feststellung des Vorwissens sind abhängig vom jeweiligen Thema und den Antworten des Angehörigen. Geht es um praktische Fertigkeiten, können Sie den Angehörigen auch bitten, Ihnen zu zeigen, wie er bisher mit der Situation umgegangen ist. Dabei lässt sich beobachten, was er bereits gut beherrscht und wo sich Optimierungsbedarf zeigt. Aber Achtung: Niemals den Angehörigen dabei kritisieren oder vorschnell mit einer Unterweisung beginnen. Diese Phase dient lediglich dazu, sich zunächst ein Bild von der Gesamtsituation zu verschaffen.

Haltung und Motivation

Haltung und Motivation eines Angehörigen lässt sich weniger erfragen als erspüren. Achten Sie auf Mimik und Gestik des Angehörigen: Spiegelt sich darin Nervosität, Angst, Abwehr oder gar Ekel? Ist die Körperhaltung offen oder verschlossen? Wird Blickkontakt gesucht oder eher vermieden? Beobachten Sie auch den Umgang des Angehörigen mit dem Pflegebedürftigen und umgekehrt: Wirkt die Beziehung harmonisch oder angespannt? Wie ist der Umgangston miteinander? In der Beobachtung gewinnen Sie unter Umständen bedeutsame Informationen für die anschließende Ausgestaltung der Schulung.

Feststellung von Vorwissen am Beispiel »Lagerung zur Dekubitusprophylaxe«

- Wissen Sie, warum eine regelmäßige Lagerung eines Pflegebedürftigen wichtig ist?
- Haben Sie schon einmal bei einer Lagerung zugesehen, z. B. im Krankenhaus oder bei der Pflegeperson des ambulanten Pflegedienstes?

- Hat Ihnen schon einmal jemand erklärt, welche Lagerungsmöglichkeiten es gibt?
- Wissen Sie, welche Hilfsmittel/Materialien man für eine Lagerung verwenden kann?
- Haben Sie irgendwelche Befürchtungen die Durchführung der Lagerung betreffend?
- Können Sie mir zeigen, wie Sie Ihren Vater/Ihre Mutter etc. bisher lagern?
- etc.

5.3.3 Vereinbarung von Lernzielen

Im nächsten Schritt werden die Lernziele der Schulung vereinbart. Dabei sollte es sich immer um eine *einvernehmliche Zielvereinbarung* handeln, d. h. Pflegefachperson und Angehöriger legen gemeinsam die Ziele fest. Nach Möglichkeit sollte immer auch die pflegebedürftige Person mit einbezogen werden. Die Ziele der Fachperson und der Familie sind nicht zwangsläufig die gleichen, da beide aus einer anderen Perspektive heraus agieren. In unserem Beispiel der Lagerung zur Dekubitusprophylaxe kann es aus professioneller Sicht ein wichtiges Ziel sein, eine regelmäßige Lagerung des Pflegebedürftigen zu erreichen. Diese Vorstellung kollidiert möglicherweise mit dem (berechtigten) Wunsch des Angehörigen auf eine störungsfreie Nachtruhe. Hier bedarf es also einer Verständigung über die gegenseitigen Absichten und einer anschließenden Aushandlung der individuellen Zielsetzung.

Gemeinsame Zielvereinbarung

In der praktischen Vorgehensweise sollte zunächst die Pflegefachperson die Schulungsziele und -inhalte aus ihrer Sicht erläutern. Anschließend wird der Angehörige befragt, was er sich selbst von der Schulung erhofft. Auch hier gibt es verschiedene Möglichkeiten der Fragestellung:

Feststellung der Ziele des Angehörigen

- Was möchten Sie am Ende der Schulung wissen oder können?
- Was interessiert Sie in erster Linie?
- Was ist Ihnen besonders wichtig?
- Welche Wünsche und Erwartungen haben Sie an die Schulung?

Im Anschluss daran erfolgt die gemeinsame Festlegung des Richtziels sowie der Feinziele der Schulung. Es empfiehlt sich, die Ziele schriftlich niederzulegen, um am Ende der Schulung den Grad der Zielerreichung überprüfen zu können.

Lernziele am Beispiel »Lagerung zur Dekubitusprophylaxe«

Richtziel:

- Erlernen der sicheren und fachgerechten Lagerung der pflegebedürftigen Person

Feinziele:

- Wissen um die Entstehungsfaktoren eines Dekubitus
- Wissen um die Bedeutung einer fachgerechten Lagerung zur Dekubitusprophylaxe
- Kenntnis geeigneter und nicht geeigneter Lagerungsmöglichkeiten zur Dekubitusprophylaxe
- Kenntnis geeigneter und nicht geeigneter Hilfsmittel für die Lagerung
- Wissen um die Bedeutung der Regelmäßigkeit der Lagerung
- Beherrschung der Durchführung einer fachgerechten Lagerung
- Wissen um eine rückenschonende Arbeitsweise

Die Ergebnisse des Orientierungsgesprächs werden schriftlich festgehalten und bilden die Grundlage für das weitere Geschehen.

5.4 Durchführung der Schulung

Hauptphase III

Nun beginnt die zentrale Phase im Schulungsprozess. Sie ist gekennzeichnet von der Vermittlung wichtiger Wissensinhalte, der Demonstration von Fertigkeiten sowie der Einübung durch den Angehörigen. Noch einmal sei darauf hingewiesen, dass die Durchführungsphase variabel zu gestalten ist. Der nachfolgend beschriebene Ablauf soll lediglich als Richtschnur dienen.

5.4.1 Vermittlung von Wissen

In Abhängigkeit von den Vorkenntnissen und den Zielen des Angehörigen wird nun zunächst das notwendige Wissen zum Thema vermittelt bzw. ergänzt. Denken Sie erneut daran, handlungsorientiertes Wissen weiterzugeben. Pflegende Angehörige brauchen keine dezidierten anatomischen und physiologischen Kenntnisse; sie benötigen Wissen, welches ihnen im Alltag weiterhilft.

Regeln der Wissensvermittlung

Die Phase der Wissensvermittlung sollte nicht zu lange dauern, um den Angehörigen nicht zu überfordern. Ggf. kann sie durch praktische Übungen unterbrochen und später weitergeführt werden. Zu beachten sind außerdem die folgenden Regeln:

- langsam, deutlich und ruhig sprechen, Stimme modulieren,
- verständliche Sprache nutzen, Fremdwörter vermeiden oder erklären,
- nicht zu viele Informationen auf einmal geben, nicht »totreden«,
- keine lehrerhafte oder infantilisierende Sprechweise nutzen,
- Pausen einlegen, Klienten zu Fragen animieren,

- das Lerntempo dem Klienten anpassen,
- mit Beispielen arbeiten, Verknüpfungen zum Alltag herstellen,
- den »roten Faden« im Auge behalten.

In dieser wie in allen anderen Phasen gilt es, den Angehörigen aufmerksam zu beobachten, um so rechtzeitig Zeichen von Überforderung, Erschöpfung oder Desinteresse wahrzunehmen.

Sensibilität für Anzeichen einer Überforderung

Vermittlung von Wissen am Beispiel »Lagerung zur Dekubitusprophylaxe«

In Abhängigkeit vom Wissensstand des Angehörigen können folgende Lerninhalte relevant sein:

- Ursachen der Entstehung eines Dekubitus (mit Schwerpunkt auf der Bedeutung und dem Zusammenhang von Druck + Zeit)
- frühzeitiges Erkennen eines Dekubitus (Anwendung des Fingertests bei Hautrötungen)
- Verhalten beim Auftreten einer Rötung
- Bedeutung der Lagerung zur Vermeidung eines Dekubitus
- geeignete Lagerungstechniken (bevorzugt 30-Grad-Lagerung, Mikrolagerung)
- geeignete Hilfsmittel zur Lagerung (Nutzung im Haushalt vorhandener Gegenstände, wie Decken, große und kleine Kissen)
- Häufigkeit von Lagerung
- Bewegungsförderung und Aktivierung der pflegebedürftigen Person beim Lagern

Anschauungsmaterialien (z. B. Bücher, Broschüren, Bilder, Videos) unterstützen und erleichtern die Wissensvermittlung. So können im Beispiel der Lagerung mit Hilfe von Bildern besonders druckgefährdete Körperstellen aufgezeigt, die Technik der 30-Grad-Lagerung in einem kurzen Film vorgeführt oder Lagerungshilfen in einem Hilfsmittelkatalog vorgestellt werden.

Unterstützung der Wissensvermittlung

5.4.2 Demonstration

Im nächsten Schritt erfolgt die Umsetzung von der Theorie in die Praxis. Zunächst demonstriert die Pflegefachperson die neu zu erlernende Technik. Dabei ist es besonders wichtig, langsam und Schritt für Schritt vorzugehen. Jeder Schritt sollte von Erklärungen begleitet werden, worauf zu achten ist, was falsch gemacht werden kann. Gegebenenfalls wird die Maßnahme noch ein oder mehrere Male wiederholt. Anschließend wird der Angehörige gefragt, ob er bereit ist, nun selbst zu üben.

Besteht eine Handlung aus vielen Schritten, empfiehlt es sich, zunächst nur einzelne Sequenzen zu demonstrieren und den Angehörigen jeweils

Umsetzung in die Praxis

Wechsel von Demonstration und Übung

üben zu lassen, also einen Wechsel von Demonstration – Übung – Demonstration usw. vorzunehmen.

Demonstration am Beispiel »Lagerung zur Dekubitusprophylaxe«

Beginn mit der Demonstration der (einfacheren) Mikrolagerung:

- kleine Kissen im Uhrzeigersinn abwechselnd unter verschiedene Körperstellen legen (Schulter, Hüfte etc.), Erläuterungen zur Häufigkeit des Wechsels geben

Demonstration der 30-Grad-Lagerung (in einzelnen Schritten):

- Kissen oder Decken vorbereiten und griffbereit hinlegen
- die pflegebedürftige Person dabei unterstützen, sich auf die Seite drehen
- Kissen bzw. Decken im Rücken- und Oberschenkelbereich hinlegen
- die pflegebedürftige Person unterstützen, sich zurückzudrehen
- Position kontrollieren
- bei allen Schritten eine rückenschonende Arbeitsweise einnehmen und den Angehörigen darauf aufmerksam machen

Demonstration des Fingertests zur Erkennung eines Dekubitus

Hinweis

Bei Schulungen, an denen die pflegebedürftige Person aktiv mit beteiligt ist, darf diese nicht überfordert werden. Bei mehrfach notwendiger Wiederholung von Übungen sollte – falls möglich – eine andere Person aus der Familie oder die schulende Pflegefachperson deren Rolle übernehmen. Eine weitere Möglichkeit ist es, mehrere Schulungstermine durchzuführen.

5.4.3 Einübung durch den Angehörigen

Sichere Durchführung — Der Angehörige übt nun selbst die soeben demonstrierte Technik ein. Er sollte ohne Zeitdruck so lange üben dürfen, bis er ein sicheres Verhalten zeigt. Loben Sie ihn, wenn er einzelne Arbeitsschritte beherrscht. Dort, wo es noch Verbesserungsbedarf gibt, darf behutsam interveniert werden. Kritik sollte jedoch grundsätzlich positiv und wertschätzend formuliert werden, um nicht demotivierend zu wirken. Am Ende sollte der Angehörige selbst äußern, ob er sich in der Durchführung sicher fühlt.

Einübung durch den Angehörigen am Beispiel »Lagerung zur Dekubitusprophylaxe«

- Der Angehörige übt zunächst Mikrolagerungen an den verschiedenen Körperstellen bis zur sicheren Beherrschung.
- Der Angehörige übt schrittweise die Durchführung der 30-Grad-Lagerung.
- Die Pflegefachperson achtet auf eine rückenschonende Arbeitsweise des Angehörigen und gibt bei Bedarf Hinweise und Hilfestellung.
- Der Angehörige führt die 30-Grad-Lagerung so lange durch, bis er sie sicher beherrscht.
- Die Pflegefachperson befragt abschließend den Angehörigen, ob er sich in der Durchführung der verschiedenen Lagerungsarten sicher fühlt.

5.4.4 Beantwortung von Fragen

Im Grunde handelt es sich hierbei nicht um eine eigene Phase im Schulungsprozess. Vielmehr sollte der pflegende Angehörige in allen Phasen ermutigt werden, Fragen zu stellen, die sich aus dem bisherigen Geschehen ergeben haben. Dabei ist die eigene Fragetechnik der schulenden Pflegefachperson von Bedeutung. Statt: »Haben Sie noch Fragen?« sind folgende Formulierungen besser geeignet: »Möchten Sie dazu weitere Erklärungen haben?« oder »Habe ich aus Ihrer Sicht etwas zu erklären vergessen?« oder »Ich beantworte Ihnen gern Ihre Fragen.«

Ermutigung zu Fragen

Fragen sollten stets geduldig beantwortet werden, auch wenn mehrfach die gleiche Frage gestellt wird oder die Dinge bereits erklärt worden sind. Sinnvoll sind auch gelegentliche Rückfragen, ob eine Antwort ausreichend und verständlich war.

Rückfragen stellen

5.4.5 Aushändigung von Info-Material

Zu einer guten Schulung gehört die Aushändigung schriftlicher Informationsmaterialien (► Kap. 4), so dass der Angehörige wichtige Schulungsinhalte zu einem späteren Zeitpunkt noch einmal in Ruhe nachlesen kann. Noch einmal soll an dieser Stelle darauf hingewiesen werden, Informationsbroschüren nicht ohne Erläuterungen zu überreichen. Sinnvoller ist es, die Schriften gemeinsam mit dem Angehörigen durchzugehen, da sich unter Umständen aus dem Inhalt noch weitere Fragen ergeben können.

Gemeinsame Besprechung von Info-Material

Informationsmaterialien sind wichtig, allerdings sollten Angehörige keinesfalls damit überschüttet werden. Besser ist es, eine gezielte, überschaubare Auswahl zu treffen.

Aushändigung von Info-Material am Beispiel »Lagerung zur Dekubitusprophylaxe«

- Geeignet sind bebilderte Info-Materialien, die den Ablauf der Lagerung in den einzelnen Schritten darstellen.
- Hilfreich sind ferner allgemeine Materialien zur Entstehung und Vermeidung eines Dekubitus.
- Möglicherweise können dem Angehörigen auch geeignete Bücher oder Internetseiten empfohlen werden.

5.4.6 Überprüfung der Zielerreichung

Feststellung des Erfolgs einer Schulung

Am Ende der Schulung werden die zu Beginn getroffenen und schriftlich niedergelegten Zielvereinbarungen noch einmal herangezogen. An ihnen lässt sich überprüfen, ob die gemeinsamen Ziele erreicht worden sind oder nicht. Bei nicht erreichten Zielen gilt es, nach den Ursachen zu forschen. Unter Umständen muss ein neuer Termin für eine weitere Schulung vereinbart werden.

Konkrete Fragen

Keineswegs sollte man zur Prüfung der Zielerreichung fragen: »Haben Sie alles verstanden?« Kaum ein Mensch wird dies verneinen wollen, um nicht den Eindruck zu erwecken, er sei dumm oder schwer von Begriff. London (2010) rät vielmehr dazu, konkrete Fragen zu stellen, mit deren Hilfe man herausfinden kann, ob die wichtigen Inhalte der Schulung verstanden worden sind, z. B.:

- »Woran können Sie festmachen, dass …«
- »Zeigen Sie mir doch noch einmal, wie Sie …«
- »Was würden Sie tun, wenn …«
- »Wen würden Sie anrufen, wenn …«

Ein schulmäßiges Abfragen von Wissen sollte auf jeden Fall vermieden werden.

Überprüfung der Zielerreichung am Beispiel »Lagerung zur Dekubitusprophylaxe«

Dem pflegenden Angehörigen können verschiedene Fragen gestellt werden, z. B.:

- Können Sie mir sagen, an welchen Körperstellen ein Dekubitus bevorzugt auftritt?
- Wissen Sie noch, in welchem zeitlichen Wechsel Mikrolagerungen durchgeführt werden sollten?
- Können Sie mir beschreiben, wie eine 30-Grad-Lagerung durchzuführen ist?
- Woran erkennen Sie, dass eine bettlägerige Person korrekt gelagert ist?
- Was würden Sie tun, wenn Sie eine bleibende Rötung feststellen?

5.4.7 Feedback und Verabschiedung

Im direkten Anschluss an die Schulung sollte sowohl der Angehörige als auch die Schulungsperson ein Feedback geben. Der Klient wird ermuntert, sich zum Erleben der Schulungssituation sowie zur Zufriedenheit mit dem Ablauf und der Gestaltung der Schulung zu äußern. Er sollte die Möglichkeit erhalten, Wünsche, Anregungen und Verbesserungsvorschläge zu äußern. Auf Seiten der Pflegefachperson sind dabei die Regeln für das *Nehmen von Feedback* zu beachten (vgl. Seifert 2020):

- Lassen Sie den Angehörigen unbedingt ausreden. Ein häufiger Fehler ist es, nicht richtig zuzuhören. Auch wenn negative Reaktionen kommen und es schwerfällt, ruhig zu bleiben, sollte man die Kritik bis zum Ende aufmerksam annehmen. Ihrem Gegenüber ist es wichtig, was er zu sagen hat.
- Verteidigen Sie sich nicht und versuchen Sie nicht, Dinge klarzustellen. Aussagen wie »Eigentlich wollte ich damit ja sagen, dass ...« helfen jetzt nicht mehr. Es ist alles passiert und nichts kann rückgängig gemacht werden. Erlaubt sind Verständnisfragen, wie z. B.: »Können Sie mir noch einmal erläutern, was genau Ihnen nicht gefallen hat?« Entwickeln Sie eine positive Haltung zur Kritik und lernen Sie daraus.
- Bedanken Sie sich für das Feedback. Freuen Sie sich, dass Ihnen ein Feedback gegeben wurde und zeigen Sie es dem Angehörigen. Dadurch hat dieser das Gefühl, dass seine Hinweise angekommen sind und ernst genommen werden.

Regeln für das Nehmen von Feedback

Anschließend schildert auch die Schulungsperson ihren Eindruck des Geschehens, z. B. zur Lernatmosphäre oder zu aus ihrer Sicht noch bestehenden Unsicherheiten auf Seiten des Angehörigen. Hier ist es hilfreich, die Regeln für das *Geben von Feedback* zu kennen (vgl. Seifert 2020):

- Beziehen Sie Ihr Feedback auf konkrete Einzelheiten. Pauschale und verallgemeinernde Äußerungen wie »Ich glaube, Sie haben das Ganze noch nicht verstanden« sind wenig hilfreich.
- Formulieren Sie Feedback konstruktiv. Feedback darf nicht verletzend sein.
- Formulieren Sie das Feedback bewusst subjektiv. Der Feedback-Geber spricht nur für sich selbst und schildert seine Eindrücke.
- Verzichten Sie nicht auf ein Feedback. Durch Schweigen geht dem Gegenüber eine Chance verloren, an sich zu arbeiten. Beginnen Sie mit einer positiven Rückmeldung über etwas, das Ihnen gut gefallen hat, und erläutern Sie dann, was Ihnen weniger zugesagt hat.

Regeln für das Geben von Feedback

Übergeben Sie dem Angehörigen zum Abschied Ihre Visitenkarte oder einen Flyer Ihrer Institution mit einer Telefonnummer, bei der er sich bei weiteren Fragen oder auftretenden Unsicherheiten melden kann. Kündigen Sie außerdem an, dass Sie sich in einigen Tagen noch einmal melden werden, um

Gestaltung der Verabschiedung

sich nach den Erfahrungen mit den erlernten Schulungsinhalten zu erkundigen. Bieten Sie die Durchführung von Ergänzungsschulungen an, denn eher selten lässt sich ein Thema in einer einzigen Schulungseinheit erschöpfend behandeln. So gibt es beispielsweise zum Thema Dekubitusprophylaxe ergänzend zur Lagerungsschulung noch weitere Bausteine wie Ernährungs- und Flüssigkeitsversorgung, Hautpflege, Inkontinenzversorgung, haut- und gewebeschonender Transfer etc.

5.5 Nachbereitung

Hauptphase IV

Zur Nachbereitung einer Schulung gehören das Nachgespräch, die Dokumentation des Schulungsverlaufs sowie die Selbstreflexion.

5.5.1 Nachgespräch

Nachhaltigkeit der Schulung

Ein Nachgespräch dient der Überprüfung des nachhaltigen Erfolgs einer Schulung: Kann der Angehörige sein Wissen im Alltag anwenden? Haben sich neue Einstellungen, Fertigkeiten und Verhaltensmuster über den Verlauf der Zeit erhalten? An welcher Stelle gibt es noch Schwierigkeiten und Probleme mit der Umsetzung des Erlernten? Dazu wird etwa eine Woche nach der Schulung erneut Kontakt zum Angehörigen gesucht. Zunächst telefonisch werden Nachfragen zu den Erfahrungen mit dem Erlernten gestellt und eventuelle Fragen geklärt, die sich in der Zwischenzeit ergeben haben. Gegebenenfalls ist ein persönlicher Besuch angezeigt, um zu sehen, ob das neue Wissen in der richtigen Weise umgesetzt wird. Wird dabei ein Bedarf an Wiederholung, Ergänzung oder Vertiefung einzelner Schulungsinhalte sichtbar, kann eine weitere Schulungseinheit vereinbart werden.

Zufriedenheit mit der Schulung

Im Nachgespräch wird noch einmal die Zufriedenheit des Angehörigen mit der Schulung thematisiert. Aus der zeitlichen Distanz heraus können möglicherweise weitere wertvolle Anregungen oder Verbesserungsvorschläge gewonnen werden. In Ergänzung zum persönlichen Nachgespräch bietet sich die Auswertung einer Schulung in Form einer schriftlichen Evaluation an – doch dazu an anderer Stelle mehr (▶ Kap. 9.2).

Vermittlung weiterer Hilfen

Unter Umständen ist während des Hausbesuches weiterer Unterstützungsbedarf der Angehörigen und der pflegebedürftigen Person sichtbar geworden, wie beispielsweise ein Bedarf an Hilfsmitteln, die Notwendigkeit einer Wohnraumanpassung oder der Wunsch der Angehörigen nach psychosozialer Entlastung. In einem solchen Fall gehört es zu den Aufgaben der Schulungsperson, die Familien auf entsprechende Hilfsangebote (Sanitätshandel, Wohnberatungsstelle, Angehörigengesprächskreis etc.) hinzuweisen oder unter Umständen den Kontakt herzustellen.

5.5.2 Dokumentation des Schulungsverlaufs

Verlauf und Ergebnis der Schulung werden in einem gesonderten Formular dokumentiert. In dem »Dokumentationsbogen Schulungsverlauf« werden bereits während des Schulungsprozesses die angestrebten Ziele und die sich daraus ableitenden Schulungsmaßnahmen vermerkt (▶ Tab. 8). Später dient es der Ergebniskontrolle und der Dokumentation des Nachgesprächs.

Tab. 8: Dokumentationsbogen Schulungsverlauf (Mareike Tolsdorf, im Auftrag des Netzwerks Patienten- und Familienedukation in der Pflege e. V. 2014, S. 20; modifizierte Darstellung)

Dokumentation Schulungsverlauf				
Name:				
Datum	Schulungsziele	Schulungsinhalte	Notizen/Reflexion	Zielerreichung
	Richtziel: Feinziele:			
Datum des Nachgesprächs:				
Ergebnis des Nachgesprächs:				

Bei einer Schulung nach § 45 SGB XI ist außerdem das Formular des Kostenträgers auszufüllen, um eine Abrechnung der Leistung durchführen zu können (▶ Kap 2.2; ▶ Kap. 10.5).

5.5.3 Reflexion

Jede durchgeführte Schulung bietet die Chance, sich selbst zu überprüfen und zu verbessern. Lassen Sie dazu den Ablauf noch einmal vor Ihrem geistigen Auge Revue passieren. Überlegen Sie, was besonders gut war, wo es weniger gut gelaufen ist und was beim nächsten Mal besser gestaltet werden könnte. Stellen Sie sich die folgenden Fragen:

Kritische Selbstüberprüfung

- War ich genügend vorbereitet?
- Sind die Ziele erreicht worden? Wenn nicht, woran hat es gelegen?
- Bin ich mit dem Ablauf zufrieden?
- Bin ich mit dem Ergebnis zufrieden?
- Wo gab es kritische Situationen? Ist es mir gelungen, sie zu meistern?
- War die Organisation gut?
- Wie war der Kontakt zur angehörigen Person?
- Woran muss ich noch arbeiten?

Sicherlich ist es nicht unbedingt leicht, sich selbst kritisch zu hinterfragen. Die Selbstreflexion verhilft jedoch dazu, Schwächen zu erkennen und an ihnen zu arbeiten.

5.6 Verschriftlichung des Schulungskonzepts

Schriftliches Konzept als professionelles Instrument

Zu empfehlen ist die Erstellung eines schriftlichen Konzepts zu den einzelnen Schulungsthemen. Ein Schulungskonzept ist ein professionelles Instrument, welches sich mit den folgenden Fragen beschäftigt:

- Was soll mit der Schulung erreicht werden (Ziele)?
- Was soll in der Schulung vermittelt werden (Inhalte)?
- Wie sollen die Inhalte vermittelt werden (Methoden)?
- Womit sollen die Inhalte vermittelt werden (Materialien)?

Dabei bedarf es keiner umfangreichen Ausarbeitungen. Vielmehr genügt es, in Form eines Leitfadens knappe, stichwortartige Ausführungen entsprechend der nachfolgenden Gliederung anzufertigen.

Einleitung

- Einführung in das Schulungsthema/Bedeutung des Themas/Zielgruppe
- Sachanalyse
- Schulungsmaterialien

Hauptteil

- Ziele der Schulung aus professioneller Sicht (Was soll erreicht werden?)
- Wichtiges theoretisches Wissen (Was müssen die zu Schulenden hinterher wissen?)
- Aufbau und Ablauf der Schulung
    - Feststellung von Vorwissen
    - Vereinbarung von Lernzielen
    - Vermittlung von Wissen
    - Demonstration
    - Einübung durch den Klienten
    - Beantwortung von Fragen
    - Aushändigung von Info-Material
    - Überprüfung der Zielerreichung
    - Feedback
- Nachbereitung der Schulung
- Evaluation

Schluss

- Literaturverzeichnis
- Anlagen (z. B. Dokumentationsbögen, Informationsblatt für Angehörige, Checklisten, Adressen)

Im schriftlichen Konzept wird zunächst die Sachanalyse festgehalten, die auf dem aktuellen Stand des Wissens vorgenommen wird (▶ Kap. 5.2.2). Anschließend wird der geplante Schulungsablauf notiert. Ein solchermaßen ausgearbeiteter Leitfaden unterstützt eine systematische Vorgehensweise in der späteren Schulung und ist zugleich ein sichtbares Zeichen für ein qualitätsorientiertes Arbeiten (▶ Kap. 9.1). Verschiedene Beispiele schriftlich ausformulierter Mikroschulungskonzepte stehen auf der Homepage des Vereins Netzwerk Patienten- und Familienedukation in der Pflege zum kostenlosen Download zur Verfügung (www.patientenedukation.de).

Schriftliches Konzept als Zeichen für Qualitätsorientierung

Zusammenfassung

Bei der Einzelschulung pflegender Angehöriger handelt es sich um einen geplanten Lernprozess mit konkreten, überprüfbaren Lernzielen. Der Ablauf besteht aus mehreren Phasen, die in der Praxis häufig ineinandergreifen. Zu vermeiden sind ein starres Festhalten am Schulungskonzept und ein »Durchziehen« des Lernstoffs. Wichtig sind vielmehr eine flexible Gestaltung und die Vermeidung einer Überforderung des pflegenden Angehörigen.

6 Gruppenschulung pflegender Angehöriger

Nach den Einzelschulungen sollen nun Gruppenangebote für pflegende Angehörige im Mittelpunkt stehen und dabei schwerpunktmäßig die Pflegekurse nach § 45 SGB XI, die sich speziell an Angehörige oder andere ehrenamtlich tätige Pflegepersonen richten (▶ Kap. 2.2).

Vor- und Nachteile von Gruppenschulungen

Gruppenschulungen haben gegenüber Einzelschulungen den Vorteil, dass sie für die Teilnehmenden die Möglichkeit zum Austausch mit anderen Betroffenen bieten. Sie erfahren, dass sie mit ihren Sorgen und Problemen nicht alleinstehen, und erhalten von anderen unter Umständen sogar hilfreiche Tipps, die den Alltag erleichtern. Allerdings gibt es auch Nachteile. So ist eine Berücksichtigung individueller Bedürfnisse und Wünsche nur begrenzt möglich, da das Spektrum der Teilnehmenden sich oftmals sehr heterogen zeigt (▶ Kap. 10.4). Ein weiterer Nachteil liegt darin, dass die pflegebedürftige Person selbst und die jeweiligen Wohn- und Lebensverhältnisse nicht mit einbezogen werden können, wie es bei den Einzelschulungen mitunter der Fall ist.

Kurskonzeption

Ebenso wie Einzelschulungen bedürfen Gruppenschulungen einer strukturierten Vorgehensweise, klaren Konzeption sowie teilnehmerorientierten methodisch-didaktischen Gestaltung. Ein bundesweit einheitliches Konzept, wie Pflegekurse für Angehörige konkret zu gestalten sind, existiert jedoch nicht. Auch von Seiten der Kostenträger, nämlich der Pflegekassen, gibt es nur grobe Anhaltspunkte. Über lange Zeit waren Anbieter darauf angewiesen, eigene Konzepte zu entwickeln. Eine Untersuchung des Deutschen Instituts für angewandte Pflegeforschung e. V. (dip) kommt zu dem Ergebnis, dass ein Großteil dieser Konzepte eine eindeutige Verrichtungsorientierung mit dem Schwerpunkt der Vermittlung pflegerischer Arbeitstechniken und der Sicherstellung der Versorgung des Pflegebedürftigen aufweist (Dörpinghaus & Weidner 2006). Die Bedürfnisse der Angehörigen – so die Autoren – werden mit einem derartigen »verdünnten Pflegehilfe-Curriculum« (ebd., S. 232) oftmals nicht hinreichend berücksichtigt.

Innovative Konzepte

Die aufgezeigten Defizite haben dazu geführt, dass vor einigen Jahren Jahren Kurskonzepte überarbeitet und modernisiert wurden. Hervorzuheben sind Initiativen zur Entwicklung modularer Kurskonzeptionen, wie beispielsweise durch das Deutsche Rote Kreuz (DRK 2007) oder das Bayerische Staatsministerium für Arbeit und Sozialordnung, Familie und Frauen (BStMAS 2010).

Voraussetzung zur Kursdurchführung

Einrichtungen, die Pflegekurse durchführen möchten, bedürfen zunächst einer vertraglichen Rahmenvereinbarung mit den Pflegekassen. Ferner sollten sie sich gründlich mit der konkreten Ausgestaltung des neuen Handlungsfeldes auseinandersetzen. Dazu werden im Folgenden Überlegungen zur Planung, Durchführung und Evaluation von Pflegekursen vorgestellt.

6.1 Planung eines Pflegekurses

Am Anfang eines jeden Kurses steht die Kursplanung. Dazu ist es notwendig, sich Gedanken über die Ziele, Zielgruppe, Inhalte und Methoden eines Pflegekurses zu machen.

6.1.1 Kursziele

Pflegekurse sollen lt. Gesetz (§ 45 SGB XI) dazu beitragen, die Pflege und Betreuung zu erleichtern und zu verbessern, pflegebedingte Belastungen zu mindern, sowie die notwendigen Fähigkeiten für eine eigenständige Durchführung der Pflege vermitteln. Damit ergeben sich folgende konkrete Ziele in der Kursgestaltung:

- Ein erstes Ziel ist die Qualifizierung der Angehörigen für ihre Tätigkeit in der häuslichen Pflege. Dazu gehören der Erwerb von Wissen sowie das Erlernen von Fertigkeiten und Pflegetechniken.
- Ein zweites, ebenso wichtiges Ziel ist die psychosoziale Unterstützung der pflegenden Angehörigen. Ein Pflegekurs sollte die Möglichkeit zur Aussprache und zum Erfahrungsaustausch mit anderen Menschen bieten, die sich in einer ähnlichen Situation befinden.
- Schließlich ist das Aufzeigen von Entlastungs-, Unterstützungs- und Hilfsmöglichkeiten ein zentrales Anliegen. Hierzu zählen auch finanzielle Hilfen, die u. a. von Kranken- oder Pflegekassen angeboten werden.

Konkretisierung der Ziele des Gesetzgebers

6.1.2 Zielgruppe und Gruppengröße

Um bei der späteren Durchführung des Pflegekurses die Interessen, Wünsche und Bedürfnisse der Teilnehmenden möglichst genau zu treffen, sollte Klarheit über die Adressaten des Kurses bestehen: Wendet sich der Kurs allgemein an Angehörige und sonstige Pflegeinteressierte? Will er bevorzugt Angehörige ansprechen, die bereits über langjährige Erfahrung in der Pflege verfügen, oder eher »Pflege-Neulinge«? Sollen eventuell Angehörige in speziellen Pflegesituationen erreicht werden (z. B. in der Pflege von Menschen mit Demenz oder einer Behinderung oder der Pflege von Kindern)? Entsprechend der jeweiligen Zielgruppe ist das Kursprogramm auszugestalten. Nicht vergessen werden darf, die Zielgruppe bei der späteren Öffentlichkeitsarbeit genau zu benennen, um so die »richtigen« Interessenten anzusprechen.

Adressaten

Teilnehmerzahl — Die Mindestteilnehmerzahl eines Pflegekurses ergibt sich aus der vertraglichen Vereinbarung zwischen dem Leistungserbringer und dem Kostenträger. Die maximale Gruppengröße sollte 15 Personen nicht überschreiten, da ansonsten die Arbeitsfähigkeit der Gruppe leidet. Für die Teilnehmenden ist der Besuch kostenfrei. Unerheblich ist, in welcher Krankenkasse sie sind und ob sie bereits einen Pflegebedürftigen versorgen oder nicht.

6.1.3 Zeitliche Gestaltung

Möglichkeiten der zeitlichen Gestaltung — Häufig finden Pflegekurse in den frühen Abendstunden statt und umfassen zehn bis zwölf Kurseinheiten mit einer zeitlichen Dauer von jeweils etwa zwei Stunden. Genauso gut können Kurse aber auch am Nachmittag oder als Wochenend-Kompaktkurs angeboten werden. Auf diese Weise können die Interessen unterschiedlicher Personengruppen (z. B. berufstätige Angehörige, ältere Pflegende) stärker berücksichtigt werden. Zu beachten ist die Erfüllung der in der Rahmenvereinbarung mit den Kostenträgern vorgegebenen Mindeststundenzahl.

6.1.4 Örtlichkeit und Ausstattung

Zentrale Lage — Die Örtlichkeit sollte zentral gelegen und sowohl mit öffentlichen Verkehrsmitteln als auch mit dem PKW gut erreichbar sein. Geeignete Standorte können ein ambulanter Pflegedienst, ein Krankenhaus, eine Krankenkasse oder eine Beratungsstelle sein, falls diese über die entsprechende Räumlichkeit und Ausstattung verfügen.

Ansprechende und zweckmäßige Räumlichkeiten — Der Raum, in dem der Kurs stattfindet, sollte ausreichend groß und ansprechend gestaltet sein und bequeme Sitzgelegenheiten aufweisen. Er muss Platz bieten zum Aufstellen eines Pflegebettes sowie weiterer Hilfsmittel wie Rollstuhl, Toilettenstuhl etc. Die Stühle können im Kreis oder Halbkreis angeordnet werden. Gemütlich wirkt auch ein Tischquadrat.

Zur Vermittlung bedarf es verschiedener Medien wie Laptop, Beamer und Leinwand. Inwieweit welche Medien zum Einsatz kommen, hängt von der Gestaltung des Kurses ab; zu empfehlen ist ein gezielter Einsatz. Unerlässlich sind Flip-Chart, Moderationswand, Moderationskoffer, Plakate sowie Schreibutensilien für die Teilnehmenden. Ferner sollten verschiedene Hilfs- und Pflegemittel zu Demonstrationszwecken bereitstehen, wie ein Pflegebett mit Demonstrationspuppe, Lagerungshilfen, Rollstuhl, Toilettenstuhl, Gehhilfen, Inkontinenzmaterialien etc.

6.1.5 Öffentlichkeitsarbeit

Leider werden pflegende Angehörige oftmals nur zufällig auf ein Kursangebot aufmerksam, da es an hinreichender Öffentlichkeitsarbeit mangelt (Dörpinghaus & Weidner 2006). Häufig genutzte Werbemaßnahmen sind die Homepage des Kursanbieters, Mitteilungen in der Tageszeitung, gefolgt von Flyern und Werbeblättern sowie die persönliche Ansprache von Angehörigen. Daneben bieten sich allerdings noch weitere Möglichkeiten einer zielgerichteten Öffentlichkeitsarbeit an:

- Zusammenarbeit mit den Kranken- und Pflegekassen sowie dem Medizinischen Dienst der Krankenversicherung (MDK),
- Durchführung von Auftaktveranstaltungen, Aktionsständen, Mailing-Aktionen,
- regelmäßige Pressemitteilungen in der Lokalpresse,
- Auslegen von Informationsbroschüren in Apotheken, Arztpraxen, Krankenhäusern, Reha-Kliniken,
- Information der niedergelassenen Ärzt*innen und Krankenhaussozialarbeiter*innen,
- Kontaktaufnahme zu Beratungsstellen (z. B. kommunale Senioren- und Pflegeberatung, Demenzberatung),
- Kontaktaufnahme zu Selbsthilfegruppen (z. B. lokale Alzheimer Gesellschaft, Behinderteninitiativen), Angehörigengesprächskreisen und Gremien (z. B. Seniorenbeiräte).

Möglichkeiten der Öffentlichkeitsarbeit

Dort, wo bereits lokale Netzwerke aufgebaut sind (z. B. Geriatrie-Netzwerk, Gerontopsychiatrischer Verbund), können Kooperationsstrukturen genutzt werden. Anzuregen ist ferner die Zusammenarbeit mit anderen Anbietern, um ein abgestimmtes Angebot für die Region zu entwickeln. So können beispielsweise Pflegekurse für bestimmte Teilnehmertypen (Pflege-Erfahrene, Pflege-Neulinge, präventive Teilnehmende) oder Krankheitsbilder (Demenz, Schlaganfall) entwickelt und gemeinsam beworben werden.

Nutzung von Netzwerken

6.1.6 Kursleitung

Günstig ist die Leitung eines Pflegekurses durch zwei Pflegefachpersonen, die sich gegenseitig unterstützen und ergänzen können. Die Aufgaben einer Kursleitung sind vielfältig, sie betreffen:

- die organisatorische Vorbereitung des Kurses,
- die inhaltliche Gestaltung der einzelnen Kursabschnitte unter Berücksichtigung der Wünsche der Teilnehmenden,
- den Abbau von Unsicherheiten und Ängsten bei den Teilnehmenden,
- die Ermutigung zur aktiven Teilnahme am Kursgeschehen und zum gegenseitigen Austausch,
- die Moderation der Gruppendiskussionen,
- die Empfehlung und Weitergabe geeigneter Literatur,
- den Verweis auf weiterführende Hilfe- und Unterstützungsangebote.

Aufgaben der Kursleitung

Neben ihrer beruflichen Erfahrung in der häuslichen Pflege sowie Sensibilität und Einfühlungsvermögen für die Bedürfnisse der Teilnehmenden benötigen Kursleitungen kommunikative Fähigkeiten sowie didaktische und pädagogische Kenntnisse (▶ Kap. 11.2).

6 Gruppenschulung pflegender Angehöriger

Einbeziehung weiterer Referenten

Nicht alle Kursinhalte können mit ihren vielschichtigen Anforderungen von der Kursleitung abgedeckt werden. Daher empfiehlt sich die Einbeziehung weiterer Spezialisten in das Programm. So kann beispielsweise für die Erörterung sozialrechtlicher Belange ein Vertreter der Pflegekasse oder eine Mitarbeiterin der kommunalen Pflegeberatung hinzugezogen werden. Bei einem Spezialpflegekurs mit dem Schwerpunkt Demenz wäre ggf. die Beteiligung eines Mitglieds der lokalen Alzheimer-Gruppe oder einer Validationstrainerin hilfreich.

6.1.7 Kursinhalte

Basis-Pflegekurs

Zu unterscheiden sind *Basis- und Spezialpflegekurse*. In einem Basis-Pflegekurs werden Kenntnisse und Fertigkeiten einer fachgerechten Versorgung des Pflegebedürftigen vermittelt. Zugleich soll aber auch den Bedürfnissen der Angehörigen Raum gegeben werden. Im Folgenden finden Sie ein Beispiel für die Konzeption eines Basis-Pflegekurses, entsprechend den Vorstellungen der Kostenträger (▶ Tab. 9):

Tab. 9: Kurskonzept Basis-Pflegekurs (eigene Darstellung)

Basis-Pflegekurs	Inhalte
Kurseinheit I: Einführung: Der Pflegebedürftige und seine Umgebung	• Zielsetzung des Kurses • Aufbau des Pflegekurses • Kennenlernen der Teilnehmer*innen • Möglichkeiten und Grenzen eines Pflegekurses • Ausstattung von Wohnung und Zimmer der pflegebedürftigen Person • Wahrnehmung und Beobachtung der pflegebedürftigen Person
Kurseinheit II: Die individuelle Versorgung des Pflegebedürftigen	• Körperpflege • Mund- und Zahnpflege • Kleidungswechsel • Medikamenteneinnahme
Kurseinheit III: Mobilisation des Pflegebedürftigen	• Unterstützung beim Stehen und Gehen • Liegen und Sitzen im Bett • Transfer • Bewegungsförderung und Lagerung • Rückenschonende Arbeitsweise
Kurseinheit IV: Folgeerkrankungen und ihre Vorbeugung	• Entstehung, Erkennung und Prophylaxe von Dekubitus, Pneumonie, Thrombose, Kontrakturen
Kurseinheit V: Ernährung und Nahrungsaufnahme	• gesunde Ernährung der pflegebedürftigen Person • Anreichen von Essen und Trinken • Ess- und Trinkhilfen
Kurseinheit VI: Ausscheidung	• Formen der Urin- und Stuhlinkontinenz • Vorbeugung der Inkontinenz • Umgang mit Inkontinenz • Hilfsmittel bei Inkontinenz • Umgang mit Scham und Ekel

Basis-Pflegekurs	Inhalte
Kurseinheit VII: Selbstpflege des Pflegenden	• Motivation zur Übernahme der Pflege • Körperliche und psychische Belastung der Pflege • Wahrnehmung der eigenen Wünsche und Bedürfnisse • Gesunderhaltung des pflegenden Angehörigen • Entlastungsmöglichkeiten
Kurseinheit VIII: Sozialrechtliche Grundlagen	• Leistungen der Kranken- und Pflegeversicherung • Kurzzeit-, Verhinderungs- und Tagespflege • Pflegeeinstufung und Pflegebegutachtung • Leistungen aus dem Sozialhilferecht • Betreuungsrecht
Kurseinheit IX: Ausgewählte Pflegesituationen (je nach Wunsch der Gruppe)	• Pflege bei Demenzerkrankung einer Person • Pflege bei Schlaganfall • Sterben und Tod
Kurseinheit X: Ausgewählte Pflegesituationen (je nach Wunsch der Gruppe), Abschied	• Pflege bei Diabetes • Pflege bei Morbus Parkinson • Ausklang

Tab. 9: Kurskonzept Basis-Pflegekurs (eigene Darstellung) – Fortsetzung

Angesichts der Vielfältigkeit der Themen wird schnell klar, dass jeweils nur ein ganz kleiner Einblick gegeben werden kann. Für individuelle Problemsituationen, die zudem noch vor der ganzen Gruppe geäußert werden müssten, bleibt wenig Raum. Der Nutzen derartiger Kurse ist eher kritisch zu betrachten. Geeigneter sind daher themenspezifische Pflegekurse, wie beispielsweise zum Schwerpunkt Demenz, zur Pflege von schwerkranken Kindern oder zur Pflege nach einem Schlaganfall. Dies entspricht eher den Bedürfnissen von pflegenden Angehörigen, die keine homogene Gruppe bilden, sondern unterschiedliche Bedürfnisse aufweisen (► Kap. 1.2). Im Folgenden finden Sie ein Beispiel für die Konzeption eines Spezial-Pflegekurses zum Schwerpunktthema Demenz.

Spezial-Pflegekurs

Beispielhafte Anregungen zur Gestaltung eines Pflegekurses speziell für Angehörige von Demenzkranken gibt die Deutsche Alzheimer Gesellschaft (2017). Dort wurde eine Schulungsreihe »Hilfe beim Helfen« entwickelt, die verschiedene, aufeinander abgestimmte Module umfasst:

Schulungsreihe der Alzheimer Gesellschaft

- Modul 1: Wissenswertes über Demenz
- Modul 2: Demenz verstehen
- Modul 3: Informationen zu Recht
- Modul 4: Den Alltag erleben
- Modul 5: Pflegeversicherung und Entlastungsangebote
- Modul 6: Herausfordernde Situationen und Pflege
- Modul 7: Entlastung für Angehörige

Abb. 3:
Kurskonzept Spezial-Pflegekurs mit dem Schwerpunkt Demenz (eigene Darstellung)

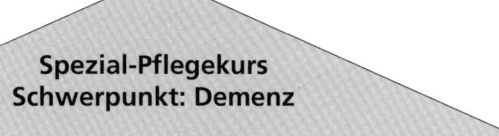

Spezial-Pflegekurs Schwerpunkt: Demenz

»Verwirrtheit verstehen lernen«
- Das Krankheitsbild Demenz -

»Den Alltag bewältigen«
- Umgang mit Verhaltensauffälligkeiten und belastenden Pflegesituationen -

»Alles was Recht ist«
- Rechtliche und finanzielle Aspekte der Pflege -

»Die Last nicht allein tragen«
- Hilfe- und Entlastungsmöglichkeiten -

»Zeit für mich«
- Selbstpflege des Angehörigen -

Dermaßen spezialisierte Pflegekurse eignen sich zumeist besser als die Basispflegekurse, die speziellen Bedürfnisse pflegender Angehöriger zu erfüllen.

6.1.8 Planung einer Kurseinheit

Überlegungen zur Gestaltung

Ein Pflegekurs sollte einen logischen Aufbau zeigen und die jeweiligen Leitziele und Zielgruppe nicht aus dem Auge verlieren. Jede einzelne Kurseinheit steht unter einem bestimmten Thema bzw. Motto. Passend dazu werden die jeweiligen Inhalte festgelegt sowie der Ablauf der Veranstaltung geplant. Zu überlegen sind ferner die Wahl der Methoden und das erforderliche Material zur Gestaltung des Abends. Stellen Sie sich die folgenden Fragen und notieren Sie Ihre Überlegungen dazu:

- Welches Thema soll behandelt werden (Titel)?
- Was sollen die Teilnehmenden am Ende wissen oder können (Zielsetzung)?
- Was soll vermittelt werden (Inhalt)?
- Wie soll die Vermittlung erfolgen (Methoden)?
- Wie soll die Stunde verlaufen (Ablauf)?
- Was wird benötigt (Material)?

Im Folgenden wird beispielhaft die Planung der ersten Veranstaltung einer Kursreihe für pflegende Angehörige mit dem Schwerpunktthema Demenz vorgestellt (▶ Tab. 10). Das Thema des Treffens lautet: »Verwirrtheit verstehen lernen – Das Krankheitsbild Demenz«.

Planungsbeispiel

Tab. 10: Planung einer Kurseinheit (eigene Darstellung)

	1. Kurseinheit
Thema	»Verwirrtheit verstehen lernen – Das Krankheitsbild Demenz«
Dauer	• 18.00–20.00 Uhr
Ziele des Abends	• Sich kennenlernen • Erwartungen klären • Überblick über den Kurs gewinnen • Das Krankheitsbild Demenz besser verstehen
Inhalte und Ablauf	• Begrüßung und Vorstellungsrunde • Erwartungsabfrage und Vorstellung der Kursreihe • Vereinbarung von Kommunikationsregeln • Pause • Vortrag und Diskussion zum Krankheitsbild Demenz • Feedback • Ausblick auf die nächste Kurseinheit • Verabschiedung
Methoden	• Kennlern-Matrix • Kartenabfrage • PowerPoint-Vortrag • Blitzlicht oder Sprechstein
Material	• Kollage zur Kursreihe visualisiert auf Metaplan • Moderationskoffer • Pinnwand • Präsentationstechnik • Broschüren zum Krankheitsbild Demenz

Das vorgestellte Beispiel soll lediglich als Anregung dienen. Darüber hinaus gibt es noch zahlreiche weitere Möglichkeiten der Gestaltung von Kurseinheiten bzw. -modulen. Zu empfehlen ist eine Kurskonzeption aus verschiedenen Modulen, die bei Bedarf gegeneinander ausgetauscht werden können. Wenn auch die inhaltliche Gestaltung eines Pflegekurses und die Planung der einzelnen Module bereits lange vor Kursbeginn erfolgen, so muss bei der späteren Durchführung genügend Gestaltungsspielraum vorhanden sein, um auf Wünsche der Teilnehmenden flexibel reagieren zu können. Ein starres Festhalten am Konzept ist eher kontraproduktiv.

Flexibilität in der Kursgestaltung

6.2 Durchführung einer Kurseinheit

Jede Kurseinheit unterscheidet sich in ihrem Verlauf von den anderen. Beispielhaft soll hier der Ablauf einer ersten Kursstunde vorgestellt werden, in der das gegenseitige Kennenlernen und die Klärung der Erwartungen der Teilnehmenden im Mittelpunkt stehen.

6.2.1 Vorbereitung der Treffen

Gründliche und rechtzeitige Vorbereitung

Eine gute Vorbereitung der einzelnen Kurstreffen sollte selbstverständlich sein. Dazu gehört:

- Gestaltung des Raums (z. B. Stuhlkreis oder Tischquadrat, Tischschmuck, Kerzen, Namensschilder, Schreibutensilien für die Teilnehmenden),
- Bereitstellung von Getränken (Mineralwasser, Säfte) und Gläsern,
- Anfertigung eines Plakats mit einer Übersicht über die geplanten Inhalte der aktuellen Veranstaltung,
- Bereitstellung der benötigten Materialien (Hilfs- und Pflegemittel, Prospekte, Handzettel, Moderationskoffer, Flipchart, Moderationstafel etc.),
- Aufbau der benötigen Medienausstattung,
- vorherige Prüfung der Geräte auf Funktionsfähigkeit.

Treffen Sie die Vorbereitungen frühzeitig vor dem Eintreffen der Teilnehmenden und in Ruhe. Es ist ärgerlich und führt zu unnötigen Verzögerungen, wenn zu Beginn einer Veranstaltung festgestellt wird, dass der Beamer nicht funktioniert oder keine Gläser auf dem Tisch stehen.

6.2.2 Begrüßung und Vorstellung

Pünktlicher Beginn

Jede Kurseinheit beginnt mit der Begrüßung durch die Kursleitung. Achten Sie auf einen pünktlichen Beginn, um nicht am Ende unter Zeitdruck zu geraten.

Beim ersten Treffen eines Kurses stellen Sie zunächst sich selbst mit Namen und Qualifikation vor und bitten anschließend die Teilnehmenden um ihre Vorstellung. Dabei ist es sinnvoll, der Vorstellungsrunde eine Struktur zu geben, um möglichen Unsicherheiten über Inhalt und Umfang der persönlichen Vorstellung vorzubeugen.

Gestaltung der Vorstellungsrunde

Eine Möglichkeit zur Gestaltung der Vorstellungsrunde ist die so genannte »Kennlern-Matrix«. Sie ermöglicht eine Vorstellung der Teilnehmenden in kurzer Zeit. Dazu gestalten Sie ein Plakat mit verschiedenen Spalten. Jede Spalte trägt eine Überschrift, wie beispielsweise:

- »Mein Name ist …«,
- »Ich wohne in …«,

- »Ich pflege … (z. B. meinen Vater/meine Mutter)«,
- »… seit … (2 Monaten/4 Jahren)«,
- »Ich bin hier, weil …«.

Hängen Sie das Plakat an der Moderationswand auf und bitten Sie die Teilnehmenden beim Eintreffen, sich in die Matrix einzutragen. Später kann dann jeder in der Vorstellungsrunde noch ein paar Worte mehr über sich erzählen.

Möchten Sie, dass die einzelnen Teilnehmenden schnell miteinander in Kontakt kommen, nutzen Sie die Methode des »Paar-Interviews«. Die Teilnehmer*innen interviewen sich anhand vorbereiteter Fragen (z. B. Name, Beruf, Hobbys, Motivation zur Teilnahme am Pflegekurs) und stellen sich anschließend gegenseitig vor. Diese Methode benötigt allerdings einen höheren Zeitaufwand.

6.2.3 Klärung der Erwartungen und Vorstellung der Kursreihe

Nach Begrüßung und Vorstellungsrunde folgen die Vorstellung der Kursreihe sowie eine Abfrage der Erwartungen der Teilnehmenden. Die Durchführung einer Erwartungsabfrage ist unverzichtbarer Bestandteil einer jeden ersten Kursstunde und verfolgt das Ziel einer Abstimmung des Konzepts auf die Bedürfnisse der Teilnehmenden. Nur die Übereinstimmung der Erwartungen mit den tatsächlichen Inhalten des Kursgeschehens wird zu einem befriedigenden Ergebnis für beide Seiten – sowohl der Teilnehmenden als auch der Kursleitung – führen. Werden beispielsweise Informationen über andere Krankheitsbilder als den vorgeschlagenen gewünscht, ist es Aufgabe der Kursleitung, diese Themen auszutauschen und entsprechend aufzubereiten.

Bedeutung der Erwartungsabfrage

Die Durchführung der Erwartungsabfrage kann vor oder nach der Vorstellung der Kursinhalte vorgenommen werden. Sinnvoll ist die Verwendung der Methode der Kartenabfrage. Dazu visualisiert die Kursleitung auf einer Pinnwand die Fragen an die Gruppe. Diese können lauten:

Gestaltung der Erwartungsabfrage

- »Mich interessieren folgende Themen …«/»Mich interessiert weniger …«,
- »Mit dem Kurs bin ich zufrieden, wenn …«/»Mit dem Kurs bin ich unzufrieden, wenn …« oder
- »Hier soll passieren …«/»Hier soll nicht passieren …«.

Die Kursteilnehmenden erhalten Moderationskarten und Stifte und werden gebeten, stichwortartig ihre Gedanken zu den Fragen zu notieren. Anschließend werden die Karten eingesammelt, an die Pinnwand geheftet und sortiert, d. h. Karten gleicher Kategorie werden untereinander geheftet und Oberbegriffen zugeordnet.

Im nächsten Schritt nimmt die Kursleiterin Stellung zu den Erwartungen und Wünschen. Sie zeigt auf, wo Übereinstimmungen zwischen den

Abgleich zwischen Erwartungen und Vorplanungen

Wünschen der Teilnehmenden und den vorbereiteten Inhalten bestehen und wo eine Anpassung des Kursprogramms vorzunehmen ist. Unter Umständen ist es auch notwendig, überzogene Erwartungen auszuräumen.

Die Methode der Kartenabfrage beansprucht mehr Zeit als eine Erwartungsabfrage auf Zuruf. Sie bietet allerdings den Vorteil, dass alle einbezogen und auch die Beiträge der »Stillen« berücksichtigt werden. Indem alle gleichermaßen beteiligt werden, finden sich im Ergebnis alle Teilnehmenden wieder.

Neben der grundsätzlichen Erwartungsabfrage zu Kursbeginn sollte auch im weiteren Verlauf zu Beginn einer jeden Kurseinheit ein Überblick über ihren Ablauf gegeben und nachgefragt werden, ob die Feinplanung den Vorstellungen der Gruppe entspricht.

6.2.4 Regeln der Zusammenarbeit

Förderung des Miteinanders

Viele werden das kennen: In jeder Gruppe gibt es Personen mit einem hohen Mitteilungsbedürfnis, die gern lange und viel reden, während andere eher schüchtern und zurückhaltend sind. Aufgabe der Kursleitung ist es, alle Teilnehmenden zu ihrem Recht kommen zu lassen und ein harmonisches, ausgewogenes Miteinander zu befördern. Hilfreich ist es, bereits zu Beginn eines Kurses gemeinsam getragene Regeln für die Zusammenarbeit und Kommunikation zu entwickeln. Dazu erläutert die Kursleiterin den Teilnehmenden zunächst die Gründe für die Aufstellung von Gruppenregeln und bittet um Beiträge auf Zuruf, die dann von ihr auf einem Plakat notiert werden.

Kommunikationsregeln

- Wir beginnen und beenden die Veranstaltung pünktlich.
- Wir schalten unsere Handys aus oder schalten den Vibrationsalarm ein.
- Wir lassen andere ausreden.
- Wir gehen konstruktiv miteinander um.
- Wir achten darauf, dass jeder angemessen zu Wort kommt.
- etc.

Verweis auf Gruppenregeln bei Bedarf

Hängen Sie das Plakat mit den Gruppenregeln gut sichtbar im Gruppenraum aus, um im Bedarfsfall die Teilnehmenden daran erinnern zu können. »Vielredner« können mit dem Hinweis auf die Regeln freundlich unterbrochen werden. Ggf. kann der Person ein Aufgreifen ihres Wortbeitrags unter vier Augen in der Pause oder am Ende der Veranstaltung angeboten werden.

6.2.5 Vermittlung der Sachinhalte

Da in der ersten Kurseinheit das gegenseitige Kennenlernen und Klären von Erwartungen im Mittelpunkt stehen, wird eher wenig Raum für die Vermittlung von Sachinhalten bleiben. Damit die Teilnehmenden jedoch bereits etwas Erlerntes mit nach Hause nehmen können, bereiten Sie ein »kleines« Thema vor. Dies ist allerdings leichter gesagt als getan. Die Kunst liegt darin, sich in der Kürze der Zeit – und die wird auch in allen anderen Kurseinheiten knapp sein – auf das Wesentliche zu konzentrieren. Ebenso wie bei den Einzelschulungen gilt es, den Angehörigen alltagsrelevantes, d. h. handlungsorientiertes Wissen an die Hand zu geben. So ist es beispielsweise bei einem Vortrag zum Krankheitsbild Demenz nicht wichtig, sämtliche Formen der Demenz aufzuführen. Beschränken Sie sich vielmehr auf die häufig vorkommenden Formen wie vaskuläre Demenz und Alzheimer Demenz. Bombardieren Sie die Teilnehmenden auch nicht mit Zahlen oder anatomischen Detailkenntnissen. Vermeiden Sie Fremdwörter oder erklären Sie sie. Beachten Sie ansonsten die Grundregeln der verständlichen Informationsvermittlung (▶ Kap. 4.1).

Konzentration auf relevante Theorieinhalte

Beschränken Sie das behandelte Thema nicht nur auf die reine Sachinformation, sondern sprechen Sie auch sensible Punkte an wie Scham, Ekel, Angst, Wut und Trauer. Häufig handelt es sich hierbei um Tabuthemen, die von den Angehörigen selbst nicht geäußert werden, aber gleichwohl vorhanden sind. Machen Sie deutlich, dass es normal ist, gelegentlich negative Gefühle gegenüber der pflegebedürftigen Person zu haben und machen Sie den Angehörigen Mut, diese Gefühle zuzulassen und zu artikulieren. Sensibilisieren Sie die Teilnehmenden auch immer wieder dafür, eigene Bedürfnisse wahrzunehmen und sich selbst etwas Gutes zu tun. Sprechen Sie den Angehörigen Lob und Anerkennung dafür aus, was sie im Pflegealltag leisten. Ermutigen Sie sie zugleich, ihre berechtigten Ansprüche auf Erholung und Freizeit umzusetzen.

Thematisierung emotionaler Aspekte

Um einen Kurs interessant zu gestalten, sollten verschiedene Methoden zum Einsatz kommen. Vermeiden Sie unbedingt einen reinen Frontalunterricht. Es kommt nicht darauf an, so viel Stoff wie möglich zu vermitteln. Viel wichtiger ist es, mit den Erfahrungen der Teilnehmenden zu arbeiten und das gemeinsame Gespräch zu befördern. So können Sie beispielsweise einen Vortrag zur Demenz mit der Frage an die Teilnehmenden beginnen, welche Erfahrungen sie im Alltag mit einer erkrankten Person gemacht haben, und erst im Anschluss daran Ihr Referat beginnen.

Gestaltung der Wissensvermittlung

Je nach Thema können Sie auch gänzlich auf einen Vortrag verzichten und den Teilnehmenden Gelegenheit zur eigenständigen Bearbeitung geben. Setzen Sie einen Impuls (Fragestellung, Text, Bild) und regen Sie die Gruppe an, gemeinsam nach Lösungen zu suchen und neue Ideen zu entwickeln. Damit werden zugleich Handlungskompetenzen entwickelt und gefördert. In solchen Austauschprozessen fungiert die Kursleitung lediglich als Coach und Moderator. Sie steuert bei Bedarf die Diskussion, führt bei Abschweifungen zum Thema zurück und setzt schließlich auch den Schlusspunkt.

Eigenständige Bearbeitung von Themen

Visualisierung — Empfehlenswert ist die Visualisierung von Lerninhalten. Vorträge können mit Hilfe von Folien, PowerPoint-Präsentationen oder selbst erstellten Plakaten interessant gestaltet werden. Eine andere Möglichkeit ist es, kurze Filmausschnitte zu zeigen und das Gesehene mit den Teilnehmenden zu besprechen.

Praktische Übungen — Neben der Vermittlung theoretischer Informationen und dem gegenseitigen Austausch darf – je nach Thema – der Übungsteil nicht vergessen werden. Das Einüben verschiedener Handgriffe und Arbeitstechniken, wie beispielsweise der Transfer einer Person vom Bett auf den Stuhl, lockert die Atmosphäre auf und gibt den Teilnehmenden das Gefühl, etwas »Praktisches« mitnehmen zu können.

Regen Sie immer wieder auch Diskussionen zum Thema an. Die Kursleitung fungiert dabei als Moderatorin, d. h. sie leitet und steuert die Diskussion und führt die Gespräche bei Abschweifungen geschickt wieder zum Thema zurück.

Ergebnissicherung — Zur Ergebnissicherung sollten zentrale Lerninhalte einer Veranstaltung am Ende von der Kursleitung noch einmal zusammengefasst und ggf. in Form von Merksätzen visualisiert werden. Den Teilnehmenden wird damit Gelegenheit gegeben, das erworbene Wissen noch einmal zu überprüfen und zu verfestigen. Hilfreich ist ferner die Verteilung von Informationsmaterial zum Thema der Kurseinheit, damit die Teilnehmenden zentrale Inhalte später zu Hause nachlesen können. Eine kleine Broschüre oder ein Handzettel genügen völlig. Ansonsten besteht die Gefahr, dass zu umfangreiches Material nicht gelesen wird.

6.2.6 Feedback

Feedback-Methoden — Jede Kurseinheit sollte mit einer Feedback-Runde enden. Auch hier bieten sich verschiedene Methoden an. Eine häufig gewählte Methode ist das »Blitzlicht«, da sie keinen großen Zeitaufwand benötigt und die momentane Stimmung in der Gruppe zeigt. Die Kursleitung stellt den Teilnehmenden eine konkrete Frage (z. B. »Mit welchen Gefühlen gehen Sie jetzt nach Hause?« oder »Wie hat Ihnen der heutige Abend gefallen?«) und bittet diese, mit einem Satz dazu Stellung zu nehmen. Wichtig ist beim Blitzlicht, dass auch Schweigen erlaubt ist. Keinesfalls werden Äußerungen der Teilnehmenden von der Gruppenleitung kommentiert.

»Stimmungsbarometer« — Eine weitere Feedback-Möglichkeit ist das »Stimmungsbarometer«. Dazu bereitet die Gruppenleitung ein Plakat mit einem visualisierten Stimmungsbarometer vor (z. B. ein lachender, ein missmutiger und ein neutraler Smiley). Die Teilnehmenden werden nun gebeten, ein Kreuz an die Stelle zu machen, an der sie sich und ihre momentane Stimmung verorten, und eine kurze Erläuterung ihrer Wahl zu geben.

Daneben gibt es noch zahlreiche weitere Methoden des Feedbacks. Nutzen Sie nicht immer die gleiche Methode, sondern variieren Sie von Stunde zu Stunde.

6.2.7 Verabschiedung

Beenden Sie die Kurseinheit mit einem Ausblick auf die nächste Stunde. Dadurch wissen die Teilnehmenden, was sie beim nächsten Mal erwartet und freuen sich im besten Fall schon darauf. Gestalten Sie die Verabschiedung bewusst, z. B. mit einem Gedicht oder einer kurzen Geschichte. Achten Sie auf eine pünktliche Beendigung und entlassen Sie die Gäste nach Hause.

Ausblick auf die nächste Kurseinheit

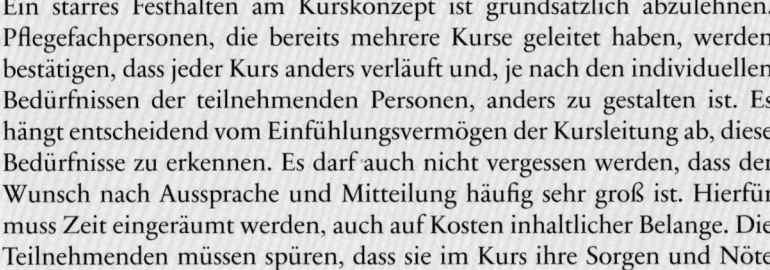

Jeder Kurs ist anders

Ein starres Festhalten am Kurskonzept ist grundsätzlich abzulehnen. Pflegefachpersonen, die bereits mehrere Kurse geleitet haben, werden bestätigen, dass jeder Kurs anders verläuft und, je nach den individuellen Bedürfnissen der teilnehmenden Personen, anders zu gestalten ist. Es hängt entscheidend vom Einfühlungsvermögen der Kursleitung ab, diese Bedürfnisse zu erkennen. Es darf auch nicht vergessen werden, dass der Wunsch nach Aussprache und Mitteilung häufig sehr groß ist. Hierfür muss Zeit eingeräumt werden, auch auf Kosten inhaltlicher Belange. Die Teilnehmenden müssen spüren, dass sie im Kurs ihre Sorgen und Nöte mitteilen dürfen und auf Verständnis stoßen, selbst wenn es nicht für alle Probleme eine Lösung gibt.

6.3 Evaluation

Eine regelmäßige Evaluation der durchgeführten Pflegekurse sowie der Konzeption des Kurses sollte selbstverständlich sein. So empfiehlt es sich, den Teilnehmenden nach Absolvierung des Kurses einen vorbereiteten Fragebogen auszuhändigen, in dem sie um ihre Beurteilung gebeten werden. Der Fragebogen kann am letzten Abend vor Ort ausgefüllt oder aber den Teilnehmenden mitgegeben werden, verbunden mit der Bitte, ihn in den nächsten Tagen anonym zurückzusenden (ausführlicher dazu ▶ Kap. 9.3).

Fragebogenverteilung

Anhand der ausgewerteten Fragebögen können Sie eine Evaluation der Kurskonzeption vornehmen: Was hat den Teilnehmenden gut gefallen, was weniger gut? Wie werden Kursorganisation, -inhalte und -leitung beurteilt? Welche Veränderungsvorschläge werden eingebracht? Keine Konzeption ist so gut, dass sie nicht noch verbessert werden kann.

Kursauswertung

Zu bedenken ist ferner, dass das zu vermittelnde Wissen der ständigen Aktualisierung bedarf. Auch hier muss die Konzeption einer regelmäßigen kritischen Überprüfung unterzogen werden.

Tipp

Die BARMER bietet ein viertägiges Kompaktseminar »Ich pflege – auch mich« in drei Tagungsstätten in NRW, Bayern und Brandenburg an. Unter der Leitung von Fachkräften haben pflegende Angehörige die Gelegenheit, sich intensiv mit anderen Betroffenen auszutauschen. Sie erhalten außerdem Informationen, praktische Anregungen zu pflegebezogenen Themen sowie zur persönlichen Entlastung. Das Seminar wurde im Rahmen des Modellprojekts »PAUSE« entwickelt und evaluiert (Hetzel et al. 2017).

6.4 Online-Pflegekurse

Vor- und Nachteile von Online-Kursen

Die Digitalisierung im Gesundheitswesen hat auch den Bereich der Angehörigenschulung erfasst. Seit einigen Jahren werden Pflegekurse auch online angeboten. Dies hat verschiedene Vorteile. Für zeitlich sehr eingespannte oder in ländlichen Regionen wohnende Angehörige ermöglichen die Online-Angebote ein hohes Maß an Flexibilität in der Nutzung. Die Kurse können bequem von zu Hause aus oder einem beliebigen Ort absolviert und die Uhrzeit von der angehörigen Person selbst bestimmt werden. Zudem kann jederzeit und schnell in einen solchen Kurs eingestiegen werden. Bei einem plötzlichen Eintritt einer Pflegesituation muss nicht darauf gewartet werden, bis in der Region ein passendes Präsenzangebot bereitsteht. Einzelne Schulungssequenzen oder ganze Kurseinheiten können bei Bedarf wiederholt angeschaut und somit das Tempo des Lernens selbst bestimmt werden.

Es gibt jedoch auch gewisse Nachteile. Insbesondere der Austausch in der Gruppe fällt weg, da die meisten Angebote keine Live-Seminare beinhalten. Ferner fehlt die Möglichkeit, spontan Fragen zu stellen und diese rasch beantwortet zu bekommen. Einige Kurse bieten daher ein Online-Coaching zur Klärung individueller Fragen an. Grundsätzlich kann mit dem Format der webbasierten Kurse nur ein Teil der pflegenden Angehörigen erreicht werden. Benachteiligt sind ältere Angehörige, die nicht internetaffin sind oder in Regionen mit unzureichenden technischen Infrastrukturvoraussetzungen leben.

Für die Teilnahme an einem E-Learning-Kurs ist in der Regel eine vorherige Registrierung mit Angabe der eigenen E-Mail-Adresse und eines Passworts notwendig. Wenn der Anbieter eine Rahmenvereinbarung mit den Pflegekassen getroffen hat, kann er die Kosten über die Pflegeversicherung (§ 45 SGB XI) abrechnen. Die Teilnehmenden geben lediglich ihre Krankenversicherungsnummer an, somit entstehen ihnen keine Kosten. Über ein Passwort oder einen Zugangscode erhalten sie Zugriff auf die Inhalte. Die Kurse bestehen aus verschiedenen Themenbereichen und

Modulen, auf die zumeist für einen Zeitraum von mehreren Monaten zugegriffen werden kann.

Beispielhaft werden nachfolgend verschiedene Angebote vorgestellt, auf die pflegende Angehörige bei Bedarf und Interesse an einem solchen Format hingewiesen werden können:

Kursangebote

- Über die Homepage des vom Bibliomed-Verlag betriebenen Online-Magazins »Angehörige pflegen« (www.angehoerige-pflegen.de) stehen zwei Pflegekurse zur Verfügung. Der erste Kurs widmet sich den »Grundlagen der häuslichen Pflege« (u. a. den Körper pflegen, Folgeerkrankungen vorbeugen, Essen und Trinken unterstützen, für sich selbst sorgen). In einem zweiten, fünfteiligen Kurs geht es um das Thema »Demenz: Alltagsgestaltung und Begleitung«. Ferner steht eine 20-minütige E-Learning-Einheit »Schlaganfall – Die Krankheit verstehen« zur Verfügung. Jede interessierte Person kann die Online-Kurse besuchen, es bedarf keiner aktuellen Pflegesituation.
- Für privat Versicherte bietet die COMPASS Private Pflegeberatung ein Online-Angebot, erreichbar über die Homepage www.pflegeberatung.de. Interessenten erhalten über die Pflegeberater*innen von COMPASS einen Gutschein mit einem Code. Inhaltlich geht es um die Organisation und Finanzierung der Pflege, um das Erkennen und Vorbeugen von Folgeerkrankungen, um Unterstützung bei der Körperpflege und Mobilität sowie um die Selbstsorge. Sollten nach dem Kurs noch weitere Fragen bestehen, können sich Ratsuchende an eine kostenfreie Service-Rufnummer wenden.
- Digitale Schulungsangebote für pflegende Angehörige bietet auch das Berliner E-Health-Unternehmen Töchter & Söhne an. Über die Homepage www.curendo.de stehen fünf Kurse zur Verfügung: »Grundlagen der häuslichen Pflege«, »Alzheimer und Demenz«, »Wohnen und Pflege im Alter«, »Rechtliche Vorsorge für den Ernstfall« sowie »Selbstfürsorge durch Achtsamkeit«. Die Kurse umfassen zwischen 25 und 38 Modulen. In Ergänzung dazu besteht die Möglichkeit, online Fragen zu stellen, die von einem Expertenrat beantwortet werden. Das Unternehmen hat mit vielen gesetzlichen Pflegekassen in Deutschland eine Rahmenvereinbarung getroffen, so dass die Teilnahme kostenfrei ist. Welche Kassen das sind, ist auf der Homepage ausgewiesen.
- Pflegenden Angehörigen von Menschen mit Demenz kann der »E-Learning-Kurs Demenz« empfohlen werden (http://elearning.wegweiser-demenz.de). Er wurde als Projekt der Deutschen Alzheimer Gesellschaft Selbsthilfe Demenz entwickelt und durch das Bundesministerium für Familie, Senioren, Frauen und Jugend gefördert. Der Kurs richtet sich an Personen, die einen an Demenz erkrankten Menschen begleiten und am Anfang der Pflege stehen. In sieben Modulen wird Wissen zu Demenzerkrankungen und zu den Besonderheiten im Zusammenleben mit einem Erkrankten vermittelt. Es wird empfohlen, die Module nacheinander durchzugehen, es ist aber auch möglich, jederzeit zwischen den Modulen zu wählen. Der Kurs ist mit Fallbeispielen sowie Video- und

Audiodateien abwechslungsreich gestaltet. Hervorzuheben ist der offene, niederschwellige Einstieg in den Kurs. Eine vorherige Registrierung ist nicht erforderlich.

Schulungsmodul »Isolation und Quarantäne«

Kostenlos und frei zugänglich ist ein Schulungsmodul zum Thema »Isolation und Quarantäne«, welches von dem E-Health Unternehmen Töchter & Söhne anlässlich der Corona-Pandemie entwickelt wurde. Dabei geht es u. a. um folgende Fragen: Was bedeutet Isolierung? Was bedeutet Quarantäne? Was passiert, wenn ein pflegebedürftiger Mensch in Quarantäne muss? Das Modul will einen Beitrag leisten, um die Versorgung von pflegebedürftigen Menschen in der Coronazeit aurechtzuerhalten und die Folgen sozialer Isolation zu bewältigen.

Online-Pflegekurse können eine gute Ergänzung zu den bestehenden Präsenzangeboten darstellen oder können pflegenden Angehörigen, die keine Möglichkeit zur persönlichen Teilnahme an einem Pflegekurs haben, empfohlen werden.

Zusammenfassung

Gruppenschulungen für pflegende Angehörige bedürfen ebenso wie Einzelschulungen einer intensiven Vorbereitung. Zu beachten ist eine Ausrichtung der inhaltlichen Gestaltung auf die Wünsche und Bedürfnisse der Teilnehmenden. Die Vermittlung von Sachinhalten sollte interessant und abwechslungsreich gestaltet werden. Wichtig ist die Alltagsrelevanz des vermittelten Wissens zur Entwicklung und Förderung von Handlungskompetenzen. Ferner muss Raum für einen Austausch der Teilnehmenden untereinander gegeben werden.

7 Beratung pflegender Angehöriger

Anders als die bisher vorgestellten Interventionsstrategien der Information und Schulung von Angehörigen geht es bei der Beratung nicht vorrangig um Wissenserweiterung, sondern um die Bewältigung einer individuellen Problem- oder Krisensituation. Schaeffer & Dewe (2006, S. 138) verstehen Beratung als eine spezielle Form der »helfenden Kommunikation«, die den Ratsuchenden dabei unterstützt, unübersichtliche Problemsituationen zu entflechten und Auswege sichtbar werden zu lassen.

Beratung als helfende Kommunikation

Angesichts der Vielfalt an vorhandenen Beratungskonzepten kann in diesem Kapitel lediglich ein Einblick in das Thema gegeben werden. Angesprochen werden sollen Beratungskonzepte, die sich in der täglichen Pflegepraxis relativ pragmatisch umsetzen lassen. Zu den zentralen Inhalten gehören ferner Hinweise zur Grundhaltung des Beraters*der Beraterin, zum Beratungsprozess sowie zur Gestaltung eines Beratungsgesprächs. Nachfolgend stehen zunächst jedoch die Beratungsbedürfnisse von pflegenden Angehörigen im Mittelpunkt.

Vielfalt an Beratungskonzepten

7.1 Beratungsbedürfnisse pflegender Angehöriger

Während über die Belastungssituation pflegender Angehöriger inzwischen zahlreiche Forschungserkenntnisse vorliegen, gibt es nur unzureichendes Wissen über ihre konkreten Beratungsbedürfnisse. Eine der wenigen diesbezüglichen Untersuchungen, die die Perspektive der Betroffenen selbst in den Blick nimmt, kommt zu dem Ergebnis, dass die Beratungsbedürfnisse sich im Laufe der Zeit wandeln (Mischke & Meyer 2008).

Geringes Wissen über Beratungsbedürfnisse von Angehörigen

Im *Vorfeld und zu Beginn einer Pflegesituation* besteht ein großer Bedarf an Informationen über das Krankheitsbild und den Pflegeverlauf. Indem die Angehörigen wissen, was auf sie zukommt, können sie leichter eine Entscheidung für oder gegen die Übernahme der Pflege treffen. Sie können ihre bisherige Beziehung zur pflegebedürftigen Person reflektieren und über ihre Motivation zur Übernahme der Pflege nachdenken. Eine entsprechende Beratung kann ihnen dabei helfen, ihre Ressourcen realistisch einzuschätzen und ein Pflegearrangement zu gestalten, welches sie nicht überfordert. Ein

Beratungsbedarf zu Beginn einer Pflegesituation

Beratungsbedarf in dieser ersten Phase besteht ferner im Hinblick auf den Zugang zu Leistungen (z. B. die Beantragung von Pflegeversicherungsleistungen), in Bezug auf die Wohnraumgestaltung und die Beantragung von Hilfsmitteln sowie in pflegepraktischen Fragen.

Änderung von Beratungsbedarf im Laufe der Zeit

Im Laufe der Zeit ändern sich die Bedürfnisse von pflegenden Angehörigen. Bei einer *länger andauernden Pflegesituation* tritt das Verlangen nach Erholung vom kräftezehrenden Pflegealltag in den Vordergrund und damit der Wunsch nach einer Beratung über Möglichkeiten der Entlastung. Etliche Angehörige suchen den Austausch mit gleichfalls Betroffenen, um Tipps und Ratschläge zu erhalten. Auch das Bedürfnis, etwas für die eigene Gesundheit und Lebensqualität zu tun, wird stärker. Dazu gehört die Teilnahme am »normalen« Leben, um nicht völlig durch die Pflegetätigkeit vereinnahmt zu werden und in die soziale Isolation zu geraten.

Auch nach *Beendigung einer Pflegesituation*, wenn der Pflegebedürftige verstorben ist, scheint es Beratungsbedürfnisse zu geben. Das Aufgeben der Pflegerolle hinterlässt eine Lücke und kommt einem Wendepunkt im Lebenslauf gleich. Neue Anpassungsleistungen werden erforderlich, die einen Bedarf nach Unterstützung bei der Trauerbewältigung hervorrufen.

Eine neuere Befragung von pflegenden Angehörigen identifiziert Beratungsbedarf insbesondere in Bezug auf den Erhalt der eigenen Gesundheit, Möglichkeiten einer Auszeit von der Pflege, die eigene finanzielle Absicherung, die Vereinbarkeit von Beruf und Pflege sowie den Erhalt der sozialen Bindungen (Bohnet-Joschko 2020).

Grundsätzliche Hinweise für die Ausgestaltung von Beratung

Aus diesen Erkenntnissen ergeben sich für die Ausgestaltung einer qualifizierten Beratung für pflegende Angehörige wertvolle Anregungen:

- Berater*innen muss bewusst sein, dass Beratungsbedürfnisse sich im Laufe der Zeit ändern und jeweils andere Schwerpunktsetzungen erforderlich sind.
- Idealerweise erfolgt eine Beratung bereits im Vorfeld einer Pflegesituation, um den Entscheidungsprozess der Angehörigen begleiten zu können (▶ Kap. 10.9).
- Günstig erscheint die aufsuchende Beratung in der Häuslichkeit des Pflegebedürftigen, um individuelle und situationsspezifische Gegebenheiten einbeziehen zu können.
- Das Aufzeigen von Entlastungsmöglichkeiten sowie von Angeboten der Gesundheitsförderung und Prävention sollte einen größeren Stellenwert in der Beratung von pflegenden Angehörigen erhalten. Dazu gehört auch die unbedingte Ermutigung zur Wahrnehmung dieser Angebote.

Bedeutung einer festen Ansprechperson

Auf Wunsch sollte Angehörigen eine kontinuierliche Begleitung durch eine feste Ansprechperson ermöglicht werden. Diese kann aufgrund ihrer Kenntnis der familiären Situation und Pflegesituation Überlastungsanzeichen frühzeitig wahrnehmen und gezielte Beratung anbieten. Ein Case Management (▶ Kap. 10.7), welches beispielsweise in Pflegestützpunkten (▶ Kap. 10.6) angeboten wird, könnte dabei wertvolle Dienste leisten.

7.2 Formen der Beratung

In der Beratung lassen sich zwei Formen unterscheiden: die spontane, situierte Beratung sowie die geplante, strukturierte Beratung (Hummel-Gaatz & Doll 2007b). Die häufigste Form der Beratung pflegender Angehöriger sind die *spontanen Beratungsgespräche*. Sie entwickeln sich quasi nebenbei, z. B. bei Gesprächen zwischen den Pflegenden und Angehörigen im Krankenhaus oder im Altenheim oder bei Pflegeeinsätzen in der ambulanten Pflege.

Spontane Beratung

Beispiel für ein spontanes Beratungsgespräch

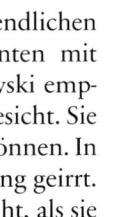

Die Pflegefachperson Anette Schlüter[2] kommt zum morgendlichen Pflegeeinsatz zu Herrn Grabowski, einem 78-jährigen Patienten mit Morbus Parkinson und fortschreitender Demenz. Frau Grabowski empfängt Anette Schlüter an der Haustür mit einem sorgenvollen Gesicht. Sie bittet sie zunächst in die Küche, um ungestört mit ihr reden zu können. In der Nacht sei ihr Ehemann aufgestanden und durch die Wohnung geirrt. Er habe sie nicht erkannt und ihr sogar mit seinem Stock gedroht, als sie mit ihm geschimpft habe. Frau Grabowski ist am Boden zerstört über das Verhalten ihres sonst so verträglichen Mannes. Sie macht sich Sorgen, dass so etwas häufiger vorkommen könne und weiß nicht, wie sie damit umgehen soll.

Anette Schlüter hört Frau Grabowski aufmerksam zu. Da sie unter Zeitdruck steht, kann sie nur wenige Minuten für ein kurzes Beratungsgespräch aufwenden. Dies teilt sie Frau Grabowski mit, zugleich bietet sie ihr an, in einem separaten Termin als häusliche Einzelschulung in Ruhe über die Situation zu sprechen. Mit Blick auf eine kurzfristige Entlastung überlegt sie gemeinsam mit Frau Grabowski, wie diese bei einem erneuten Auftreten eines solchen Verhaltens reagieren könnte. Außerdem verspricht sie ihr, am nächsten Tag eine Broschüre der Alzheimer Gesellschaft und die Telefonnummer der örtlichen Demenzberatungsstelle mitzubringen.

Solchermaßen geäußerte Sorgen zeigen, dass die Angehörige in diesem Moment für Beratung zugänglich ist. Ein häufiges Problem der spontanen Beratung ist allerdings – wie im obigen Beispiel – die fehlende Zeit für ein längeres Gespräch. Aber selbst kurze Beratungen können als hilfreich empfunden werden und bieten einen Einstieg für weitere, geplante Gespräche. Wichtig ist es, den Wunsch nach Beratung aufzunehmen und die Angehörigen nicht mit ihren Sorgen allein zu lassen.

---

2 Alle verwendeten Namen in den Beispielen sind fiktiv.

Solche »zwischen Tür und Angel« stattfindenden kurzen Beratungsgespräche finden sich häufig im Arbeitsalltag von professionell Pflegenden. Sie beginnen oftmals mit Smalltalk, können sich aber rasch zu einem Gespräch über existentielle Themen entwickeln. Indem Pflegende auch diesen kleinen Gesprächen Aufmerksamkeit schenken, können sie beim Gegenüber zur Unterstützung und Entlastung beitragen. Typischerweise finden solche Kurzgespräche in der Pflege handlungsbegleitend statt, z. B. bei einer pflegerischen Intervention. Dem Kommunikationsbedürfnis der ratsuchenden Person in diesem Moment gerecht zu werden, ist ausgesprochen anspruchsvoll, noch dazu unter Zeitdruck. Gleichwohl sollte man solchen Gesprächen nicht ausweichen. Oftmals reichen wenige Minuten, um beim Gegenüber eine Entlastung zu erreichen. Solche Kurzgespräche sind »Kostbarkeiten« im Pflegealltag, die eine bewusste, professionelle Gestaltung verdienen (Schieron et al. 2020).

Nachteilig sind die fehlende Möglichkeit zur Vorbereitung auf ein spontanes Gespräch sowie die Gefahr, jederzeit unterbrochen oder gestört werden zu können. Auch kann die Intimsphäre nicht immer gewahrt werden, wenn solche Gespräche beispielsweise in einem Mehrbettzimmer oder auf dem Flur geführt werden.

Geplante Beratungsgespräche haben den Vorteil, dass man sich dem Ratsuchenden in Ruhe widmen kann. Ohne Zeitdruck, in einem geschützten Raum und in ungestörter Atmosphäre kann eine vertrauensvolle Beziehung zwischen dem Ratsuchenden und dem Berater aufgebaut werden. Zudem wird eine strukturierte Vorgehensweise ermöglicht.

Geplante Beratung

7.3 Beratungsansätze

Beratungskonzepte aus anderen Disziplinen

Für die professionelle Pflege gibt es bislang keine ausgearbeitete, eigene Beratungstheorie, allerdings finden derzeit verschiedene Entwicklungsarbeiten pflegespezifischer Beratungsansätze statt. Dabei werden in der Regel Beratungstheorien und -konzepte aus anderen Disziplinen aufgegriffen, wie psychologische und sozialwissenschaftliche Beratungskonzepte, integrative Ansätze, pädagogische oder psychosoziale Beratungsmodelle (Schieron et al. 2021). Hummel-Gaatz & Doll warnen davor, die Beratungskonzepte anderer Professionen unkritisch in die Pflege zu übertragen:

> »Wichtig ist es vielmehr, pflegewissenschaftlich fundiert das Spezifische von Beratung in der Pflege herauszuarbeiten und an die Kontextbedingungen der Pflege anzupassen. Allerdings gilt es auch zu vermeiden, ›das Rad neu zu erfinden‹. Es wird eher darum gehen, Schnittstellen und interdisziplinäre Überschneidungen zu definieren. Im Sinne einer ganzheitlichen Patientenorientierung ist es sinnvoll, kooperativ mit anderen beratenden Disziplinen zusammenzuarbeiten und sich sowohl bei Beratungsinhalten als auch -methoden zu ergänzen«
> (Hummel-Gaatz & Doll 2007a, S. 17).

Für das Handlungsfeld der pflegebezogenen Angehörigenberatung lassen sich bislang ebenfalls keine spezifischen Beratungsansätze identifizieren, so dass auch hier eine Anlehnung an Modelle anderer Disziplinen vorzunehmen ist. Dazu sollen im Folgenden drei Konzepte vorgestellt werden, die eine Verwendung sinnvoll erscheinen lassen: der systemische, der lösungsorientierte sowie der ressourcenorientierte Beratungsansatz.

Geeignete Beratungsansätze

7.3.1 Systemischer Beratungsansatz

Ein kurzer Blick in die systemische Beratung erscheint sinnvoll, da hier nicht nur das Individuum, sondern auch das soziale Umfeld, d. h. die Familie, einbezogen wird. Seinen Ursprung findet dieser Beratungsansatz in der Allgemeinen Systemtheorie und der systemischen Familientherapie.

Die Entwicklung der Allgemeinen Systemtheorie geht auf die 1930er Jahre zurück. Als ihr Begründer gilt der Biologe Ludwig von Bertalanffy (1901–1972). Er kritisierte die isolierte Betrachtung von Einzelphänomenen, wie sie häufig in den Naturwissenschaften vorzufinden ist, und das Denken in linearen Kausalketten (Ursache-Wirkungs-Prinzip). Bertalanffy forderte vielmehr ein Denken in größeren Zusammenhängen und eine stärkere Beachtung der Wechselwirkungen in Systemen (Bertalanffy 1972). Die Überlegungen der Allgemeinen Systemtheorie wurden alsbald in die Soziologie übertragen, indem versucht wurde, auch soziale Zusammenhänge systemtheoretisch zu beschreiben und zu analysieren.

Entstehung des systemischen Ansatzes

Bezogen auf Krankheit und Pflegebedürftigkeit bedeutet dies, nicht nur das erkrankte Individuum in den Blick zu nehmen, sondern immer auch das umgebende soziale System. So hat beispielsweise plötzliche Krankheit oder Pflegebedürftigkeit einer Person auch Auswirkungen auf das Gesamtsystem Familie, welches dadurch stark erschüttert und sogar gefährdet werden kann. In einem mitunter mühsamen Prozess muss ein neuer Gleichgewichtszustand hergestellt werden, d. h. das Leben muss neu geordnet werden. Hierbei kann professionelle Pflegeberatung, die einen familienorientierten Ansatz verfolgt, eine zentrale Rolle spielen. Allerdings muss davor gewarnt werden, Angehörigenberatung als Familientherapie misszuverstehen!

Bedeutung des Gesamtsystems Familie

Es kann in der Beratung pflegender Angehöriger nicht darum gehen, teilweise langjährig gewachsene Problemsituationen oder schwerwiegende Störungen im Familiensystem aufzuarbeiten. Hier sind andere Professionen, wie Psycholog*innen oder Psychotherapeut*innen, gefragt. Gleichwohl kann ein gewisses Grundlagenwissen zur systemischen Beratung zum besseren Verständnis von Familienbeziehungen und -dynamiken beitragen. Zudem beruhen viele der neueren Beratungsansätze, so auch die beiden Folgenden, auf dem systemischen Ansatz.

Grenzen der Angehörigenberatung

7.3.2 Lösungsorientierter Beratungsansatz

An die systemische Beratung anknüpfend, hat sich in jüngster Zeit ein Beratungsansatz etabliert, der inzwischen weite Verbreitung erfahren hat: die lösungsorientierte Beratung. Ihre Entwicklung geht zurück auf den amerikanischen Psychotherapeuten Steve de Shazer (1940–2005). Dieser hatte in seiner eigenen beruflichen Praxis folgendes Erlebnis, welches als »Geburtsstunde« der lösungsorientierten Beratung gilt (Bamberger 2015):

Beispiel

»Eine Familie hatte ihn gleich zu Beginn der ersten Beratungsstunde mit einer Vielzahl von Problemschilderungen regelrecht überschüttet. Insgesamt ließen sich 27 verschiedene Probleme unterscheiden. Diese für de Shazer geradezu erdrückende Lage provozierte ihn zu der verzweifelten Frage, was denn an diesem todkranken System überhaupt noch funktioniere. Zu seinem Erstaunen nahm die Familie diese Frage mit großer Ernsthaftigkeit auf und ließ sich sogar auf die Hausaufgabe ein, ihre Beobachtungen dazu während der nächsten Wochen zu protokollieren. Zum Folgetermin schien eine andere Familie gekommen zu sein: Alle Mitglieder sprudelten über vor positiven Berichten, und alle waren sich einig in dem Wunsch, als Familie zusammenzubleiben. Der Berater konnte sich darauf beschränken, den einzelnen Familienmitgliedern Komplimente zu machen und sie zu ermutigen, all diesen wertgeschätzten Verhaltensweisen im Familienalltag zukünftig noch mehr Raum zu geben« (Bamberger 2015, S. 41).

Problemlösung von Anfang an

Dieses Erlebnis brachte de Shazer dazu, ein therapeutisches Konzept zu entwickeln, welches auf einem Perspektivenwechsel weg vom intensiven Betrachten eines Problems hin zur Entwicklung von Lösungen beruht. Statt sich in Problemanalysen zu verstricken, wird von Anfang an auf eine Lösung des Problems hingearbeitet. So wird beispielsweise bereits das Aufsuchen einer Beratung als ein erster Schritt in Richtung einer Lösung gewertet (Sickendieck et al. 2008). Im Verlauf der Beratung lenkt die beratende Person durch spezielle Frageformen den Blick des Ratsuchenden auf seine Ressourcen und regt ihn zur Entwicklung von Ideen zur Lösung seines Problems an.

In Deutschland ist der Ansatz der lösungsorientierten Beratung eng verbunden mit dem Namen des Psychologen Günter G. Bamberger. Er hat ein eigenes Modell der Beratung entwickelt, welches mehrere Phasen unterscheidet (Bamberger 2015, S. 80 ff.):

Phasen der lösungsorientierten Beratung

- *Synchronisation:* Zu Beginn geht es darum, sich gegenseitig kennenzulernen und eine kurze Problembeschreibung vorzunehmen. Am Ende wird eine Art Kontrakt zwischen dem Berater und dem Ratsuchenden geschlossen, in dem die Modalitäten des weiteren Vorgehens geregelt werden.

- *Lösungsvision:* In dieser Phase wird das Ziel der Beratung geklärt. Der Berater bittet den Klienten, seine Erwartungen an die Beratung zu formulieren sowie eine Vision seines zukünftigen Lebens zu entwerfen. Dazu wird der Klient aufgefordert, sich vorzustellen, sein Problem sei nicht mehr da. Diese auch als »Wunderfrage« bezeichnete Aufforderung (»Was wäre, wenn ein Wunder geschehen und das Problem gelöst wäre?«) soll dem Klienten helfen, sich von dem Problem loszulösen und Visionen einer zufrieden stellenden Zukunft zu entwickeln.
- *Lösungsverschreibung:* Nun wird aus den Lösungsvisionen eine Lösungsidee ausgewählt, mit der sich der Klient identifizieren kann. Gemeinsam wird überlegt, wie der Lösungsvorschlag konkret umgesetzt werden kann. Zur Verwirklichung erhält der Ratsuchende vom Berater »Hausaufgaben« für die Zeit zwischen den einzelnen Beratungsstunden. Dabei ist es wichtig, den Klienten nicht zu überfordern, sondern nur wenige und einfache Verhaltensanweisungen zu geben. Entscheidend ist, dass ein Veränderungsprozess überhaupt eingeleitet wird und der Klient spürt, dass etwas Neues beginnt.
- *Lösungsbegleitung:* In dieser Phase werden die Lösungsaktivitäten des Klienten verstärkt. Er erhält beraterische Unterstützung, damit er die entwickelten Lösungsvorschläge tatsächlich realisiert. Diesbezügliche Mittel können regelmäßige telefonische Kontakte oder briefliche Interventionen sein.
- *Lösungsevaluation:* Diese Phase richtet den Blick auf die stattgefundenen Veränderungen im Leben des Klienten seit der letzten Sitzung. Mittels einer intensiven Befragung werden selbst kleinste positive Veränderung herausgearbeitet, die dem Klienten zeigen, dass ein Lösungsprozess in Gang gesetzt worden ist. Positive Rückmeldungen des Beraters (Lob, Bewunderung) wirken als Verstärkung. Anschließend werden gemeinsam die nächsten Veränderungsschritte konzipiert.
- *Lösungssicherung:* Am Ende des Prozesses steht die Lösungssicherung, d. h. die Festigung des Erreichten und Ermutigung zum weiteren aktiven Handeln. Der Berater macht sich damit entbehrlich, und die Arbeitsbeziehung kann beendet werden.

Bevor es zu Missverständnissen kommt, muss an dieser Stelle gesagt werden, dass mit Hilfe der lösungsorientierten Beratung keineswegs sämtliche Probleme gelöst werden können, wie auch Bamberger betont:

Begriff der »Lösung«

> »Unter dem Begriff ›Lösung‹ versteht man im systemischen Sprachgebrauch nicht, dass alle Probleme gelöst sind und wie im Kino ein Happy End erreicht ist, sondern ›Lösung‹ meint einen Status, in dem der Klient wieder in seinem Leben Fuß gefasst hat und Schritt für Schritt vorankommt. Es spricht sogar vieles dafür, dem Klienten mit seinen gewachsenen Kompetenzen einen Rest an Problemen explizit anzuvertrauen – und dabei die Zuversicht zu signalisieren, dass er den jetzt noch anstehenden Schritt tatsächlich ganz auf sich allein gestellt schaffen wird« (Bamberger 2015, S. 215).

Ein unschätzbarer Vorteil des lösungsorientierten Beratungsansatzes liegt in seiner raschen Hinwendung zur Problemlösung. Dies macht ihn gerade auch

Perspektivenwechsel als Weg zur Problemlösung

im Hinblick auf die Beratung pflegender Angehöriger so wertvoll. Emmrich et al. (2006, S. 66 f.) favorisieren diesen Beratungsansatz insbesondere für die ambulante Pflege. Zugleich warnen sie aber auch vor einer Verkürzung des Beratungsprozesses und verfrühten Lösungsversuchen. Viel wichtiger ist es, einen Perspektivenwechsel weg von der endlosen und mitunter zermürbenden Betrachtung eines Problems hin zur Suche nach geeigneten Lösungen zu ermöglichen (Hummel-Gaatz & Doll 2007b).

Auch Schaeffer & Dewe (2006, S. 139) betonen, dass Lösungsorientiertheit zu den wichtigsten Prinzipien in der Beratung gehört. Sie unterscheiden neben dem Perspektivwechsel noch weitere methodische Vorgehensweisen zur Problemlösung:

Weitere Vorgehensweisen zur Problemlösung

- *Problemlösung durch Empowerment und Kompetenzförderung:* Hierbei geht es um die Stärkung vorhandener oder den Aufbau neuer Fähigkeiten, die zur Lösung eines Problems eingesetzt werden können. Die Beratung zielt auf die Förderung von Selbstvertrauen und Selbstkompetenzen, um den Ratsuchenden zur eigenständigen Problembewältigung zu befähigen (▶ Kap. 8.1).
- *Problemlösung durch Wissensvermittlung:* Zur Beratung kann auch Wissensvermittlung gehören, wenn es dem Ratsuchenden zur Bewältigung seines Problems an Informationen und Wissen mangelt. Im Vordergrund steht dabei Wissen, welches auf die individuelle Situation zugeschnitten und handlungspraktisch ausgerichtet ist.
- *Problemlösung durch anwaltschaftliche Unterstützung:* Beratung geht hier über die gemeinsame Erarbeitung von Lösungsstrategien hinaus. Vielmehr begleitet sie auch die Umsetzung und leistet konkrete Hilfe. Diese Form der lösungsorientierten Beratung kommt allerdings nur für ratsuchende Personen in Betracht, die (momentan) mit einer eigenständigen Umsetzung überfordert sind.

Bedeutung der Stärkung von Autonomie und Selbstbestimmung

Grundsätzlich – und das dürfte deutlich geworden sein – geht es bei der lösungsorientierten Beratung um die Stärkung von Autonomie und Selbststeuerungsfähigkeit. Dies ist auch das Anliegen des ressourcenorientierten Beratungsansatzes, der im Folgenden vorgestellt werden soll.

7.3.3 Ressourcenorientierter Beratungsansatz

Enger Zusammenhang zwischen Ressourcenverlust und Stress

Auch der ressourcenorientierte Beratungsansatz gehört zu den systemischen Ansätzen. Er geht zurück auf die Theorie der Ressourcenerhaltung (COR – Conservation of Resources Theory) des amerikanischen Psychologen Stevan Hobfoll zum Zusammenhang zwischen Ressourcenverlust und Stress (Hobfoll 1989). Die zentrale These dieser Theorie lautet: Fehlen Ressourcen, werden Ressourcen verloren oder wird deren Verlust befürchtet, werden Menschen anfällig für physische und psychische Probleme und Störungen; sie erleben Stress, der wiederum einen Bedarf an Unterstützung und Beratung auslösen kann (ebd.; Sickendiek et al. 2008, S. 213).

Ressourcen sind jene Potenziale, die von einer Person zur Befriedigung ihrer Grundbedürfnisse, zur Bewältigung altersspezifischer Entwicklungsaufgaben, zur gelingenden Bearbeitung von belastenden Alltagsanforderungen oder zur Realisierung von langfristigen Identitätszielen genutzt werden können (Herriger 2006, S. 88 f.). Zu unterscheiden sind strukturelle, personale und soziale Ressourcen. Zu den *strukturellen* Ressourcen gehören materielle (Besitz, Vermögen, Einkommen), kulturelle (Bildungsabschlüsse, formale Qualifikationen, kulturelle Werte und Normen) und ökologische (Wohnbedingungen, Wohnumfeld) Ressourcen. *Personale* Ressourcen sind die Kompetenzen und Stärken einer Person, wie z. B. Selbstwertgefühl, Bewältigungsstile, internale Kontrollüberzeugung und die Fähigkeit zur Gestaltung emotionaler und sozialer Beziehungen. Die Kategorie der *sozialen* Ressourcen umfasst das Eingebundensein in familiäre, freundschaftliche oder andere Netzwerke als Orte der sozialen Unterstützung.

Arten von Ressourcen

Der Ansatz der ressourcenorientierten Beratung geht davon aus, dass jeder Mensch grundsätzlich über alle zur Lösung seiner Probleme erforderlichen Ressourcen und Fähigkeiten verfügt. Ziel der Beratung und damit Aufgabe des Beraters ist es, den Klienten darin zu unterstützen, die eigenen Potenziale aufzuspüren. Konzentriert auf die Fähigkeiten und Stärken der Person werden gemeinsam Lösungswege für die jeweilige Problematik entwickelt.

Entdecken der eigenen Ressourcen

Beispiel

Betrachten Sie noch einmal das Beispiel des Ehepaars Grabowski (▶ Kap. 7.2). Im Sinne einer ressourcenorientierten Beratung ermuntert die Beraterin Frau Grabowski zunächst, über ihre bisherigen Erfahrungen mit auffälligen Verhaltensweisen ihres demenzkranken Ehemanns sprechen. Gemeinsam reflektieren sie die verschiedenen Situationen, indem herausgearbeitet wird, was den Ereignissen jeweils vorausgegangen ist, wie Frau Grabowski in solchen Momenten reagiert hat und welche Reaktionen (positiver oder negativer Art) dies wiederum bei ihrem Ehemann hervorgerufen hat. Frau Grabowski wird bewusst, dass sie selbst durch ihr eigenes Verhalten die Situation beeinflussen kann.

Wie das Beispiel zeigt, geht es bei der ressourcenorientierten Beratung nicht vorrangig um die Vermittlung von Kenntnissen und Fertigkeiten, sondern um die Erschließung der eigenen Potenziale zur Problembewältigung.

Erschließung eigener Potenziale zur Problemlösung

7.4 Grundhaltung in der Beratung

Unabhängig vom jeweiligen Beratungsansatz sollte eine in der Beratung tätige Person die Grundsätze einer klientenzentrierten Gesprächsführung beachten. Das Konzept der klientenzentrierten Gesprächsführung geht auf

Klientenzentrierte Gesprächsführung

den amerikanischen Psychologen Carl Rogers (1902–1987) zurück. Seine in den 1940er Jahren entwickelte Methode basiert auf einer bestimmten Grundhaltung dem Klienten gegenüber, bei der der Berater sich nicht als *Ratwissender* versteht, der die Antwort auf die Probleme des Klienten kennt. Vielmehr sieht er sich in der Rolle des *Ratfindenden*, der den Klienten dabei unterstützt, die Lösungen für seine Probleme in sich selbst zu entdecken (Emmrich et al. 2006, S. 117). Charakteristische Merkmale der klientenzentrierten Gesprächsführung sind Empathie, Wertschätzung und Kongruenz (Weinberger 2013).

Empathie

Einfühlendes Verstehen

Unter Empathie werden die Bereitschaft und die Fähigkeit verstanden, sich weitestgehend in die Gedanken und Gefühle einer anderen Person hineinzuversetzen (einfühlendes Verstehen). Zentrales Merkmal ist dabei das Zuhören. Das mag zunächst banal klingen, handelt es sich im Grunde genommen doch um eine ganz »normale« Fähigkeit im Umgang mit anderen. Allerdings beherrschen nur wenige Menschen diese tatsächlich. Wer zuhören kann, signalisiert ein echtes Interesse am Gegenüber mit seinen Sorgen und Bedürfnissen. Menschen, die gut zuhören können, werden häufig als verständnisvoll und sympathisch erlebt. Ein sehr schönes Beispiel für echtes Zuhören findet sich in dem Kinderbuch MOMO:

 Beispiel: Bedeutung des Zuhörens

»Was die kleine Momo konnte wie kein anderer, das war: Zuhören.

Das ist doch nichts Besonderes, wird nun vielleicht mancher (Leser) sagen, zuhören kann doch jeder. Aber das ist ein Irrtum. Wirklich zuhören können nur ganz wenige Menschen. Und so wie Momo sich aufs Zuhören verstand, war es ganz und gar einmalig.

Momo konnte so zuhören, dass dummen Leuten plötzlich gescheite Gedanken kamen. Nicht etwa, weil sie etwas sagte oder fragte, was den anderen auf solche Gedanken brachte, nein, sie saß nur da und hörte einfach zu, mit aller Aufmerksamkeit und aller Anteilnahme. Dabei schaute sie den anderen mit ihren großen, dunklen Augen an, und der Betreffende fühlte, wie in ihm auf einmal Gedanken auftauchten, von denen er nie geahnt hatte, dass sie in ihm steckten.

Sie konnte so zuhören, dass ratlose oder unentschlossene Leute auf einmal ganz genau wussten, was sie wollten. Und dass Schüchterne sich plötzlich frei und mutig fühlten. Oder das Unglückliche und Bedrückte zuversichtlich und froh wurden. Und wenn jemand meinte, sein Leben sei ganz verfehlt und bedeutungslos und er selbst nur irgendeiner unter Millionen, einer, auf den es überhaupt nicht ankommt und der ebenso schnell ersetzt werden kann wie ein kaputter Topf – und er ging hin und erzählte alles das der kleinen Momo, dann wurde ihm, noch während er redete, auf geheimnisvolle Weise klar, dass er sich gründlich irrte, das es

> ihn genauso, wie er war, unter allen Menschen nur ein einziges Mal gab und dass er deshalb auf seine besondere Weise für die Welt wichtig war. So konnte Momo zuhören!«
> (Ende 1973, S. 14)

Bei der klientenzentrierten Gesprächsführung geht es allerdings nicht nur um aufmerksames Zuhören, es geht um *aktives* Zuhören, d. h. dem Klienten wird rückgemeldet, wie der Berater ihn verstanden hat. Zunächst aber ist es wichtig, dem Ratsuchenden ohne Unterbrechung zuzuhören, dabei eigene spontane Reaktionen zurückzuhalten, höchstens Informationsfragen zu stellen und dem Klienten Zeit zu geben, sich zu artikulieren (Herold 2002, S. 14). {Aktives Zuhören}

Keinesfalls sollte der Berater vorschnell interpretieren, analysieren, Ratschläge geben oder nach Lösungen suchen. Viel wichtiger ist es, zunächst herauszufinden, was den Klienten bewegt. Um dem Gesprächspartner dabei zu helfen, sich Klarheit über seine eigenen Gefühle zu verschaffen, nutzt der Berater die Methode des »Paraphrasierens«. Dies bedeutet, dass er mit eigenen Worten wiedergibt, was bei ihm angekommen ist. Das Paraphrasieren dient zum einen der Überprüfung, ob das Gesagte richtig verstanden worden ist. Zum anderen signalisiert es dem Ratsuchenden, dass man ihm zuhört und er ernst genommen wird. Schließlich kann es dem Klienten dazu verhelfen, durch Präzisierung und Konkretisierung des Gesagten sich seiner eigenen Gefühle besser bewusst zu werden. Häufig genutzte Formulierungen des Paraphrasierens sind: {Paraphrasieren}

- »Wenn ich Sie richtig verstanden habe, geht es Ihnen um ...«,
- »Sie meinen also, dass ...«,
- »Ich höre aus Ihren Worten raus, dass ...«,
- »Es ist Ihnen also wichtig, dass ...«,
- »Sie befürchten also, ...«.

Beim Paraphrasieren ist es wichtig, die eigene Meinung zurückzustellen. Die Konzentration gilt vielmehr ausschließlich dem Gegenüber mit seinen Gedanken und Gefühlen. {Zurückstellen der eigenen Meinung}

Wertschätzung

Eine wertschätzende Haltung einzunehmen bedeutet die vorurteilsfreie Wahrnehmung und unbedingte Akzeptanz der Person des Ratsuchenden. Die Sichtweise des anderen wird respektiert und toleriert, selbst wenn sie stark von der eigenen abweicht. Der Klient sollte das Empfinden haben, sich frei äußern zu dürfen, ohne dass der Berater ihn deswegen geringschätzt. {Vorurteilsfreie Akzeptanz}

Wertschätzung drückt sich nicht nur in Worten, sondern auch in Mimik, Gestik und Haltung gegenüber einem anderen Menschen aus. Nutzen Sie Ihre Körpersprache, um dem anderen zu zeigen, dass Sie ihn respektieren und anerkennen. »Man kann nicht nicht kommunizieren« – dieser berühmte {Bedeutung der Körpersprache}

Satz von Paul Watzlawick (Watzlawick et al. 2011) verweist darauf, dass unser Körper immer Signale aussendet, selbst wenn wir nicht reden. In der Körpersprache spiegeln sich unsere Gefühle, auch wenn wir sie nicht verbal äußern. In der Beratung sollte man daher bewusst auf diese nonverbalen Zeichen achten:

- Die Körperhaltung des Beraters sollte eine Hinwendung zum Klienten zeigen. Ein leichtes Vorbeugen des Oberkörpers signalisiert Aufmerksamkeit und Konzentration.
- Ein freundlicher Gesichtsausdruck, ein gelegentliches Kopfnicken deuten Zustimmung an. Die Hände sollten zu sehen sein; öffnende und harmonische Gesten mit den Händen wirken positiv.
- Schauen Sie Ihrem Gesprächspartner ruhig und freundlich in die Augen. Das signalisiert Interesse und ermuntert den anderen, sich auszusprechen. Der Blickkontakt sollte allerdings nicht ständig gehalten werden, da der Blick dann schnell starr und bohrend wirkt.

Kongruenz

Authentizität

Kongruenz bedeutet so viel wie Echtheit und Übereinstimmung mit sich selbst. Der Berater verstellt sich nicht und spielt keine Rolle, sondern er agiert authentisch – als die Person, die er ist. Echtheit zeigt sich in der Übereinstimmung von Mimik, Gestik und Körperhaltung mit dem Gesagten. Inkongruenz, also fehlende Übereinstimmung zwischen dem verbalen und nonverbalen Ausdruck, wird in aller Regel vom Gegenüber gespürt. Inkongruenz zeigt sich beispielsweise, wenn jemand vorgibt, Zeit zu haben, in Wirklichkeit aber hektisch wirkt und andauernd auf die Uhr schaut. Inkongruenz wird ebenfalls deutlich, wenn in einer besonders Ekel erregenden Situation geäußert wird, das mache gar nichts, während man zugleich das Gesicht verzieht und die Luft anhält.

Herstellung einer vertrauensvollen Beziehung

Empathie, Echtheit und Wertschätzung sind wichtige Fähigkeiten in der professionellen Beratung, die eine vertrauensvolle Beziehung zwischen Klienten und Berater befördern.

7.5 Der Beratungsprozess

Systematik des Beratungsprozesses

Beratung ist grundsätzlich als ein Prozess zu verstehen, dem eine gewisse Systematik innewohnt, auch wenn diese nicht in jedem Fall stringent verfolgt werden kann und auch nicht sollte. In der Literatur wird der Beratungsprozess in verschiedene Phasen gegliedert, der je nach Autor vier bis zwölf Phasen umfasst. Eine Variante, der Prozess der lösungsorientierten Beratung, wurde bereits dargelegt. Im Folgenden soll ein allgemeines

Beratungsschema vorgestellt werden, welches von Hummel-Gaatz & Doll (2007a) aus verschiedenen vorhandenen Modellen abgeleitet wird und aus sechs Phasen besteht (▶ Abb. 4).

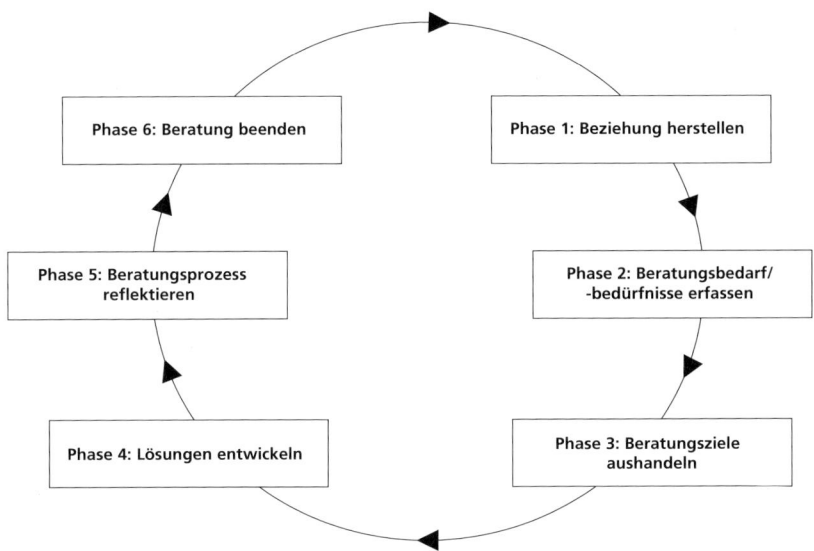

Abb. 4: Beratung als Problemlösungsprozess (Hummel-Gaatz & Doll 2007a, S. 29)

Phase 1: Beziehung herstellen

Beratungsschema

Aufgabe dieser ersten Phase im Beratungsprozess ist es, sich gegenseitig kennenzulernen, eine Vertrauensbasis sowie eine symmetrische (gleichberechtigte) Beziehung herzustellen. Je nachdem, ob man sich zum ersten Mal gegenübersteht oder sich bereits aufgrund einer bestehenden Pflegebeziehung kennt, dauert diese Phase unterschiedlich lange und muss unterschiedlich intensiv gestaltet werden.

Phase 2: Beratungsbedarf/-bedürfnisse erfassen

In diesem Schritt geht es darum, das Problem näher zu definieren und sowohl den objektiven Beratungsbedarf als auch die subjektiven Beratungsbedürfnisse des Klienten zu identifizieren. Nicht selten verbergen sich hinter Sachproblemen persönliche Probleme.

Beispiel: Unterschied Beratungsbedarf – Beratungsbedürfnisse

Frau Wegener, 84 Jahre, ist vor einigen Tagen aufgrund eines leichten Schlaganfalls in ein Krankenhaus eingewiesen worden. Obwohl sie sich inzwischen recht gut erholt hat, ist absehbar, dass sie noch für längere Zeit auf Hilfe angewiesen sein wird. Die für das Entlassungsmanagement zuständige Pflegefachperson des Krankenhauses führt ein gemeinsames Gespräch mit Frau Wegener und deren Tochter, Frau Gerke, um verschiedene Möglichkeiten einer häuslichen Unterstützung zu erörtern. Es wird vereinbart, für die erste Zeit nach der Entlassung einen ambulanten Pflegedienst für die morgendliche Körperpflege zu beauftragen. Die Tochter wird sich um den Haushalt und das Einkaufen kümmern. Der Pflegefachperson fällt allerdings auf, dass Frau Gerke zurückhaltend und reserviert wirkt. In einem anschließenden Gespräch unter vier Augen spiegelt sie der Tochter vorsichtig ihre Wahrnehmung der Situation. Frau Gerke berichtet nach kurzem Zögern, dass sie sich mit ihrer Mutter nie gut verstanden habe und sich mit der plötzlichen Zuständigkeit für die Versorgung überfahren fühle. Der Pflegefachperson wird bewusst, dass der Beratungsbedarf zu ambulanten Unterstützungsmöglichkeiten momentan eher zweitrangig ist. Im Vordergrund steht – so ihr Eindruck – vielmehr das Bedürfnis von Frau Gerke, sich über ihre grundsätzliche Bereitschaft zur Übernahme von Verantwortung für ihre Mutter im Klaren zu werden. Erneut spiegelt sie ihre Wahrnehmung zurück und Frau Gerke bestätigt, dass hier genau ihr Problem liege. Aufgrund der einfühlsamen Art der Beraterin fühlt sie sich mit ihren Zweifeln angenommen und wertgeschätzt. Indem das Problem als Ausgangspunkt der Beratung identifiziert und benannt ist, kann nun an einer Lösung gearbeitet werden.

Wahrnehmung von Signalen

In dieser Phase spielen das Sammeln von Informationen, das Wahrnehmen, Beobachten und Spiegeln eine wichtige Rolle. Werden Signale, wie im obigen Beispiel, nicht aufgenommen, kommt ein wirkliches Beratungsgespräch nicht zustande, sondern es bleibt bei einer eher oberflächlichen Informationsvermittlung.

Phase 3: Beratungsziele aushandeln

Nachdem das Problem klar definiert ist, werden nun die Ziele der Beratung gemeinsam vereinbart. Diese sollten möglichst konkret formuliert werden und realistisch, d. h. erreichbar, sein. Da nicht immer eine rasche Problemlösung möglich oder zu erwarten ist, empfiehlt sich eine kleinschrittige Vorgehensweise mit Zwischenzielen.

Phase 4: Lösungen entwickeln

Klient und Berater entwickeln nun gemeinsam Lösungen für das Problem. Dazu werden verschiedene Alternativen mit ihren jeweiligen Vor- und Nachteilen und schließlich konkrete Handlungsmöglichkeiten herausgearbeitet. Der Berater gibt bei Bedarf notwendige Hintergrundinformationen, hört zu, stellt Fragen, ermutigt und stärkt den Ratsuchenden.

Phase 5: Beratungsprozess reflektieren

In dieser Phase werden konkrete Vereinbarungen getroffen und die Ergebnisse des Gesprächs noch einmal zusammengefasst. Ferner wird der Klient zu seiner Zufriedenheit mit dem Verlauf und den Ergebnissen der Beratung befragt. Auch der Berater gibt seine Einschätzung des Gesprächs wieder. Zur professionellen Vorgehensweise eines Beraters gehört auch die spätere Selbstreflexion.

Phase 6: Beratung beenden

Das Gespräch wird offiziell beendet, allerdings nicht ohne dem Klienten Möglichkeiten einer weiteren Unterstützung bei Bedarf aufzuzeigen. Im Idealfall ist das Gespräch für beide Seiten zufrieden stellend abgeschlossen.

7.6 Gestaltung eines Beratungsgesprächs

Ging es bislang um die Inhalte der einzelnen Beratungsphasen, sollen im Folgenden Aspekte der Rahmung und Gestaltung eines Beratungsgesprächs betrachtet werden, also Fragen wie: Was gehört zur Vorbereitung eines Beratungsgesprächs? Wie kann der Gesprächseinstieg gestaltet werden? Was ist, wenn Pausen entstehen? usw.

Rahmenbedingungen einer Beratung

7.6.1 Vorbereitung der Beratung

Nicht nur eine Schulung, auch eine Beratung bedarf der Vorbereitung. Dabei geht es weniger um eine inhaltliche Vorbereitung, denn der Berater weiß unter Umständen noch gar nicht, mit welchen Problemen eine ratsuchende Person zu ihm kommt. Vielmehr geht es um die organisatorische Vorbereitung und die innere Einstellung des Beraters auf den Klienten.

Einstellung auf das Gespräch

- Wählen Sie gemeinsam mit dem Angehörigen einen Zeitpunkt, der beiden passt. Weder der Ratsuchende noch der Berater sollten unter Zeitdruck in eine Beratung hineingehen.
- Wählen Sie einen ansprechenden Ort. Der Raum sollte gemütlich wirken und nicht zu groß sein. Stellen Sie eine Atmosphäre her, in der ein Klient sich wohlfühlen kann. (Bei Gesprächen, die in der häuslichen Umgebung stattfinden, haben Sie verständlicherweise wenig Einfluss auf die Atmosphäre.)
- Sorgen Sie für Störungsfreiheit. Stellen Sie das Telefon um und hängen ein Schild an die Tür »Beratung – bitte nicht stören«.

Schaffung einer angenehmen Atmosphäre

- Bereiten Sie die notwendigen Unterlagen vor. Legen Sie Schreibzeug, Terminkalender und weitere eventuell benötigte Unterlagen zurecht.
- Sorgen Sie für Getränke. Kaffee oder Mineralwasser anzubieten, stellt nicht nur eine freundliche Geste dar, sondern erleichtert oftmals den Einstieg in ein Gespräch.
- Reflektieren Sie Ihr eigenes Befinden. Sind Sie aufnahmebereit für die Sorgen und Probleme der ratsuchenden Person? Falls Sie den Klienten bereits kennen: Welche Einstellung haben Sie ihm gegenüber? Können Sie eventuell vorhandene negative Einstellungen beiseitelegen?

7.6.2 Durchführung der Beratung

Beziehungsaufbau

- Begrüßen Sie den Angehörigen freundlich. Falls Sie sich noch nicht kennen, stellen Sie sich vor. Ein Namensschild erleichtert es dem Klienten, Sie persönlich anzusprechen, wenn er Ihren Namen nicht richtig verstanden hat.
- Bitten Sie Ihren Gesprächspartner, Platz zu nehmen und bieten Sie etwas zu trinken an.
- Fallen Sie nicht gleich »mit der Tür ins Haus«. Reden Sie zunächst über äußere Dinge (z. B. über das Wetter, die Parkplatzsituation oder bevorstehende Festtage). Das entspannt die Situation.
- Nehmen Sie sich Zeit für den Beziehungsaufbau. Versuchen Sie zunächst, Informationen zum Angehörigen, zum Anlass seines Besuchs, zu seiner aktuellen Situation und seinen Erwartungen zu gewinnen. Vermeiden Sie ein »Frage-Antwort-Spiel«, indem Sie offene Fragen stellen und Erzählanreize setzen.

Zurückhaltung mit der eigenen Meinung

- Manche Klienten erwarten, in der Beratung ein »Rezept« für den Umgang mit ihrem Problem zu erhalten. Machen Sie deutlich, dass es für viele Probleme kein Patentrezept gibt, Sie aber gerne gemeinsam mit ihm nach einer Lösung suchen möchten.
- Oft kommt es auch vor, dass Angehörige den Berater um seine Meinung zu einem Problem bitten (z. B.: »Was meinen Sie, soll ich meinen Vater nun in ein Heim geben oder nicht?«). Bleiben Sie in solchen Situationen eher zurückhaltend mit Ihrer Meinung. Nur so wird der Klient angeregt, selbst nach Lösungen zu suchen. Gleichwohl können Sie sich aktiv an der Lösungssuche beteiligen, indem sie Alternativen aufzeigen (Versorgung durch einen ambulanten Pflegedienst, stundenweise Betreuung durch einen ehrenamtlichen Helferkreis, Betreutes Wohnen, o. Ä.). Sagen Sie dem Angehörigen aber auch, dass letztendlich er die Entscheidung treffen muss.
- Halten Sie Gesprächspausen aus. Bedrängen Sie einen Klienten nicht zum Weiterreden, wenn er einen Moment des Nachdenkens benötigt. Möglicherweise ist auch für Sie als Berater eine kleine Pause hilfreich.
- Wichtige Gesprächsinhalte (z. B. Ziele des Beratungsgesprächs, Lösungsvorschläge, Vereinbarungen) sollten Sie stichwortartig notieren. Vermeiden Sie dabei längere Schreibphasen, die den Gesprächsfluss unterbrechen und stören könnten.

7.6.3 Abschluss und Nachbereitung der Beratung

- Fassen Sie die wichtigsten Ergebnisse des Gesprächs noch einmal zusammen.   *Zusammenfassung der Ergebnisse*
- Fragen Sie den Angehörigen, was er aus dem Gespräch mitnimmt, was ihm besonders wichtig ist. Fragen Sie aber auch, was ihm nicht gefallen hat und wo er (noch) kein Weiterkommen sieht.
- Klären Sie mit dem Angehörigen, wie es nach dem Gespräch weitergehen soll. Vereinbaren Sie ggf. einen weiteren Beratungstermin. Lassen Sie ihn auf jeden Fall wissen, dass er sich bei Bedarf erneut an Sie wenden kann.
- Verabschieden Sie Ihren Gesprächspartner freundlich.
- Zur Nachbereitung gehört eine Dokumentation der wesentlichen Inhalte und Ergebnisse des Beratungsgesprächs. Diese sollte möglichst zeitnah im Anschluss an das Treffen erfolgen. Erstellen Sie anhand Ihrer Notizen, die Sie sich während des Gesprächs gemacht haben, ein aussagekräftiges Verlaufsprotokoll.
- Nehmen Sie sich Zeit für eine Selbstreflexion. Betrachten Sie Ihr eigenes Verhalten in dem Beratungsgespräch. Überlegen Sie, was Ihnen gefallen hat und was nicht oder was Sie zukünftig anders machen könnten.   *Selbstreflexion*

> **Tipp**
>
> Das Zentrum für Qualität in der Pflege hat einen »Qualitätsrahmen für Beratung in der Pflege« veröffentlicht (ZQP 2016). Die Broschüre befasst sich u. a. mit der theoretischen Fundierung von Beratung in der Pflege, den Zielen von Beratung, dem Beratungsprozess, den erforderlichen Beratungskompetenzen sowie Qualitätsbereichen und -kriterien der Beratung.

7.7 Telefon- und Online-Beratung

Relativ neue Möglichkeiten der Unterstützung pflegender Angehöriger sind Angebote der telefonischen Beratung sowie Online-Beratung in Form von E-Mail-, Chat- oder Forenberatung. Beide Formen haben im Vergleich zur face-to-face-Beratung bestimmte Besonderheiten, die sich auf den Beratungsprozess auswirken können (Büker & Sunder 2017). Ein wesentlicher Unterschied zur persönlichen Begegnung ist die Möglichkeit der ratsuchenden Person, weitgehend anonym zu bleiben. Am Telefon kann kein oder ein falscher Name genannt werden. In der virtuellen Welt kann eine Maskierung der eigenen Identität, z. B. durch einen »Nickname«, vorgenommen werden. Die Anonymität bietet so einen gewissen Schutz und trägt möglicherweise zu einer größeren Offenheit – insbesondere bei schwierigen oder schambe-   *Besonderheiten der Telefon- und Online-Beratung* setzten Themen – bei. Auch die fehlende physische Präsenz kann einen förderlichen Einfluss auf die Bereitschaft zur Selbstoffenbarung haben.

Allerdings kann bei einer telefonischen oder online-gestützten Beratung die Körpersprache der ratsuchenden Person nicht beobachtet werden. Es fehlen Mimik, Gestik und Körperhaltung, die in üblichen face-to-face-Beratungssituationen wichtige Informationen geben. Auch die Körpersprache des Beraters bzw. der Beraterin kann nicht bewusst eingesetzt werden. Beide Seiten haben nur die akustischen (bei der Telefonberatung) oder schriftlichen (bei der Online-Beratung) Elemente der Kommunikation. Auf der anderen Seite kann damit keine Beeinflussung durch Äußerlichkeiten, wie Aussehen, Kleidung oder Alter, erfolgen (Wenzel 2013).

Von Vorteil ist ferner die Niederschwelligkeit beider Beratungsangebote. Ein Telefonat oder ein Online-Kontakt können bequem von zu Hause aus erledigt werden. Es ist nicht erforderlich, eine Beratungsstelle aufzusuchen, auch Öffnungszeiten spielen keine wesentliche Rolle. Dies kommt insbesondere berufstätigen pflegenden Angehörigen zugute oder Angehörigen, die eine pflegebedürftige Person nicht allein lassen können.

Möglichkeiten der Telefon- und Online-Beratung

Nachfolgend werden verschiedene Angebote der telefonischen Beratung sowie der Online-Beratung für pflegende Angehörige vorgestellt. Dort sind zum Teil auch professionell Pflegende als Beraterin bzw. Berater tätig.

- Das Pflegetelefon des Bundesministeriums für Familie, Senioren, Frauen und Jugend (BMFSFJ) ist bundesweit von Montag bis Donnerstag in der Zeit von 09.00 Uhr bis 18.00 Uhr und jederzeit per E-Mail (info@wege-zur-pflege.de) erreichbar. Unter der Nummer 030/20179131 wird Angehörigen Hilfe und Beratung angeboten. Die Fachleute des Pflegetelefons beraten anonym und vertraulich zu Organisation und Finanzierung von Pflege, zu Einrichtungen und Diensten sowie Entlastungsangeboten.
- Rund um die Uhr geschaltet ist die telefonische Pflegeberatung der Arbeiterwohlfahrt (AWO) unter der kostenlosen Servicenummer 0800/6070110. Die Anrufe werden je nach Tageszeit persönlich durch geschultes Personal entgegengenommen oder es erfolgt ein Rückruf spätestens am nächsten Werktag. Das Expertenteam berät individuell, u. a. zu den Themen Antragstellung auf Leistungen der Pflegeversicherung, Finanzierung von Pflege, Leistungen bei einer Demenzerkrankung oder Unterstützungsangebote in der letzten Lebensphase. Unter dem Beratungsportal www.awo-pflegeberatung.de bietet die Arbeiterwohlfahrt ferner eine bundesweite und kostenfreie Online-Beratung für pflegende Angehörige, pflegebedürftige Menschen sowie Seniorinnen und Senioren an. Hier können per E-Mail vertrauliche Anfragen gestellt werden, die in einen verschlüsselten Kommunikationsbereich weitergeleitet werden. Eine erste Reaktion auf die Anfrage wird innerhalb von 48 Stunden zugesichert. Ferner besteht die Möglichkeit, in einem virtuellen Sprechzimmer einen Termin für einen Einzelchat zu vereinbaren.
- Auch die Deutsche Alzheimer Gesellschaft bietet telefonische Beratung (Alzheimer-Telefon 030/259379514) sowie E-Mail-Beratung. Über einen Link auf der Homepage (www.deutsche-alzheimer.de) gelangt man zur

Online-Beratungsplattform, auf der in einem gesicherten Bereich die Anfragen gestellt werden können.
- Eine psychologische Online-Beratung für pflegende Angehörige bietet das Internetportal www.pflegen-und-leben.de. Hier erhalten Angehörige, die einer gesetzlichen Krankenversicherung angehören, persönliche Beratung bei Belastungen durch den Pflegealltag.
- Auf der vom Bundesministerium für Familie, Senioren, Frauen und Jugend betriebenen Homepage www.wegweiser-demenz.de erhalten Angehörige von Menschen mit Demenz Unterstützung durch Blogs und Foren. Im Blog können Beiträge zu eigenen Erfahrungen geschrieben werden. In verschiedenen Ratgeberforen können sich Betroffene austauschen und Fragen an Expert*innen aus verschiedenen Bereichen stellen (Pflege, Medizin, Psychologie, Sozialrecht).

Weitere Angebote der telefonischen Beratung und/oder Online-Beratung für pflegende Angehörige bieten beispielsweise die Unabhängige Patientenberatung Deutschland (www.patientenberatung.de), die COMPASS Private Pflegeberatung (www.compass-pflegeberatung.de) oder die Verbraucherzentrale (www.verbraucherzentrale.de). Eine wichtige Aufgabe von Pflegefachpersonen in allen Settings ist es, Angehörige auf derartige Möglichkeiten der Unterstützung aufmerksam zu machen. Für professionell Pflegende, die sich für eine Tätigkeit in diesem Bereich interessieren, gibt es Online-Kurse zur Einführung in die Online-Beratung.

7.8 Beratung zur Gewaltprävention in der Pflege

Zum Abschluss dieses Kapitels soll ein heikles und vielfach tabuisiertes Thema angesprochen werden: Gewalt in der Pflege. Betroffene von Gewalt können die pflegebedürftige Person, die Angehörigen sowie professionell Pflegende sein. Nachfolgend steht die durch Angehörige ausgeübte Gewalt gegen pflegebedürftige Menschen im Mittelpunkt. Da Gewalt aus Überlastung resultieren kann, sind Pflegefachpersonen gefragt, entsprechende Anzeichen sensibel wahrzunehmen und frühzeitig in die Beratung zur Gewaltprävention zu gehen.

Gewalt gegenüber älteren, hilfebedürftigen und insbesondere dementiell erkrankten Menschen kommt in verschiedenen Formen vor: körperliche, psychische und emotionale Gewalt, Vernachlässigung, sexualisierte Gewalt, Gewalt durch freiheitsentziehende Maßnahmen, finanzielle Ausbeutung. Da Gewalt in der Häuslichkeit quasi im Verborgenen stattfindet, wird von einer hohen Dunkelziffer ausgegangen. In einer Untersuchung des Zentrums für Qualität in der Pflege (Eggert et al. 2018), bei der 1.006 pflegende Angehörige befragt wurden, gaben 40 % an, innerhalb der letzten sechs Monate selbst

Formen von Gewalt

schon gewaltsam gegenüber der pflegebedürftigen Person gehandelt zu haben. Die häufigste Form war dabei psychische Gewalt (z. B. durch Anschreien, Einschüchterungen, Bedrohungen), gefolgt von körperlicher Gewalt, Vernachlässigung und freiheitsentziehenden Maßnahmen.

Anzeichen für Gewalt

Gewalt ist oftmals nur schwer zu erkennen. Bestimmte Anzeichen können jedoch auf Gewalt hindeuten, wie z. B.:

- Blaue Flecken, Kratzspuren, Platzwunden,
- Griffspuren an Armen und Handgelenken, Fesselspuren,
- Benommenheit durch Medikamente,
- Mangelnde Hygiene, Ernährungs- oder Flüssigkeitsmangel,
- Verängstigtes, schreckhaftes Verhalten sowie
- Teilnahmslosigkeit oder Übererregtheit (ZQP 2019).

Überlastung als Ursache

Gewalt geschieht nicht unbedingt vorsätzlich, sondern oftmals auch unabsichtlich. Eine wesentliche Ursache für Gewalt kann in der Überlastung der pflegenden Angehörigen liegen, die möglicherweise verzweifelt sind und sich nicht anders zu helfen wissen, wenn ein pflegebedürftiges Familienmitglied das Essen verweigert, die Medikamente nicht einnehmen will, viel umherläuft oder immer wieder die gleichen Fragen stellt. Professionell Pflegende sollten bei der Beobachtung von bestimmten Ereignissen (z. B. Anschreien, Einschüchterung, grobes Anfassen oder Zwang zum Essen) hellhörig werden. Die Angehörigen sollten sensibel und feinfühlig unter vier Augen und möglichst in einem ruhigen Moment angesprochen werden. Das Zentrum für Qualität in der Pflege (ZQP) gibt auf der Homepage www.pflege-gewalt.de die folgenden Hinweise für ein solches Gespräch:

- Die Beobachtungen sollten sachlich geschildert werden.
- Es geht anschließend zunächst um Zuhören und nicht um Urteilen. Warum-Fragen sind zu vermeiden.
- Es muss Position bezogen werden, dass das Verhalten nicht zugelassen werden kann und der Schutz der pflegebedürftigen Person im Mittelpunkt steht.
- Im Weiteren werden Hilfen aufgezeigt. Gemeinsam wird besprochen, was getan werden kann, z. B. für Entlastung sorgen oder professionelle Beratung in Anspruch nehmen.
- Die Angehörigen sollten auf die Krisentelefone hingewiesen werden, die im akuten Notfall zur Verfügung stehen.

Krisentelefone

Die bundesweiten Krisentelefone bieten in akuten Situationen Rat und Hilfe. Eine Liste mit entsprechenden Anlaufstellen findet sich auf der Homepage des ZQP (www.pflege-gewalt.de). Wichtig ist der Hinweis, dass bei Feststellen einer akuten Gefahr Pflegefachpersonen verpflichtet sind, die pflegebedürftige Person zu schützen und Hilfe zu holen, im Notfall auch die Polizei.

Prävention von Gewalt

Gewalt begegnet man am besten durch präventive Maßnahmen, insbesondere durch die Wahrnehmung von Warnsignalen einer Überlastung der pflegenden Angehörigen. Wenn diese über Niedergeschlagenheit, Gereiztheit, Energiemangel, Schlafstörungen oder Nervosität klagen, könnten dies Anzeichen sein. Angehörigen sollte in diesem Fall Mut gemacht werden, die eigenen Bedürfnisse stärker zu beachten. Es sollte vorgeschlagen werden, für Entspannung oder regelmäßige Bewegung zu sorgen. Entlastungsmöglichkeiten wie Tagespflege, Kurzzeitpflege, Betreuungsgruppen etc. sollten aufgezeigt werden. Wichtig sind Tipps zum Umgang mit kritischen Situationen, wie dem herausfordernden Verhalten einer pflegebedürftigen Person. Pflegekurse oder häusliche Einzelschulungen können bei körperlich belastenden Pflegetätigkeiten sinnvoll sein. Ferner kann empfohlen werden, eine Selbsthifegruppe oder einen Angehörigengesprächskreis zu besuchen, um sich mit anderen Menschen mit ähnlichen Erfahrungen austauschen zu können.

> **Tipp**
>
> In dem Ratgeber »Gewalt vorbeugen. Praxistipps für den Pflegealltag« des ZQP (2020) erhalten pflegende Angehörige viele Hinweise und konkrete Tipps, um Aggressionen und Gewalt in der Pflege vorzubeugen. Die Broschüre steht auf der Homepage www.pflege-gewalt.de zum Download bereit.

Zusammenfassung

Grundlage jeder Beratung ist das Bewusstsein, dass letztlich der Ratsuchende selbst sein Problem lösen oder zumindest einen Weg finden muss, mit seinem Problem umzugehen. Ein guter Berater hütet sich tunlichst davor, dem Klienten Ratschläge zu geben. Viel wichtiger ist es, mit ihm in einen Dialog zu treten und ihn ein Stück weit auf seinem Weg zu begleiten.

Zum Abschluss des Kapitels soll ein Text des Philosophen Walter Benjamin (1892–1940) die Rolle des Beraters auf eine ganz eigene Weise verdeutlichen:

> *»Nicht abraten*
>
> Wer um Rat gefragt wird, tut gut, zuerst des Fragenden eigene Meinung zu ermitteln, um sie sodann ihm zu bekräftigen.
> Von eines anderen größerer Klugheit ist keiner so leicht überzeugt, und wenige würden daher um Rat fragen, geschähe es mit dem Vorsatz, einem fremden zu folgen.
> Es ist vielmehr ihr eigener Entschluss, im Stillen schon gefaßt, den sie noch einmal, von der Kehrseite gleichsam, als ›Rat‹ des anderen kennenlernen wollen. Diese Vergegenwärtigung erbitten sie von ihm, und sie haben recht. Denn das Gefährlichste ist, wenn man ›bei sich‹ beschloss, ins Werk zu setzen, ohne es Rede und Gegenrede wie einen Filter passieren zu lassen.
> Darum ist dem, der Rat sucht, schon halb geholfen, und wenn er Verkehrtes vorhat, so ist, ihn skeptisch zu bestärken, besser, als ihm überzeugt zu widersprechen.« (Walter Benjamin 1932, o. S.)

8 Gestaltung des Lernklimas

Lernen gehört zu den grundlegenden Fähigkeiten des Menschen. Wir lernen ständig, bewusst (in der Schule, in der Berufsausbildung, in einer Weiterbildung) und unbewusst (Alltagslernen). Lernen ist ein Prozess, »über den Menschen neues Wissen und neue Fertigkeiten erwerben oder bereits vorhandenes Wissen und verfügbare Fertigkeiten modifizieren und in ihr Verhalten übersetzen« (Hurrelmann 2006, S. 95).

Kompetenzförderung als Lernprozess

Die Kompetenzförderung pflegender Angehöriger durch Information, Schulung und Beratung gleicht in vielerlei Hinsicht einem Lernprozess: Angehörige erlernen die korrekte Verabreichung einer Insulinspritze, sie erwerben kommunikative Kompetenzen im Umgang mit einem demenziell erkrankten Menschen oder sie erkennen im Laufe der Zeit, wie wichtig es ist, stärker auf die eigenen Bedürfnisse zu achten. Die Ziele des Lernens können in verschiedenen Bereichen liegen (vgl. Klug-Redman 2009):

Bereiche des Lernens

- im kognitiven Bereich (Wissen): Verstehen und Erwerb des notwendigen Hintergrundwissens,
- im motorischen Bereich (Können): Erwerb der notwendigen technischen und instrumentellen Fertigkeiten und
- im affektiven Bereich (Einstellung, Wollen): konkrete Verhaltensänderung oder Akzeptanz. Diese Lernziele sind die wichtigsten, zugleich sind sie aber auch jene, die am schwierigsten zu erreichen sind.

Lernfreundliche Atmosphäre

In diesem Kapitel geht es darum, wie Lernen in allen Bereichen durch die Gestaltung einer lernfreundlichen Atmosphäre gefördert werden kann. Dazu gehört – neben der Beachtung der Grundsätze der Erwachsenenbildung – zuallererst die Erkenntnis, dass die Förderung der Selbstbestimmung pflegender Angehöriger das zentrale Ziel jeglicher pädagogisch geleiteter Intervention sein muss.

8.1 Leitidee der »Hilfe zur Selbsthilfe«

Blick zu den Stärken einer Person

»Man hilft den Menschen nicht, wenn man für sie tut, was sie selbst tun können« – mit diesem berühmten Zitat von Abraham Lincoln (1809–1865) lässt sich die Leitidee der folgenden Ausführungen umschreiben. Denn das übergeordnete Ziel jeglicher pädagogischen Intervention in der Arbeit mit pflegenden Angehörigen liegt in der Hilfe zur Selbsthilfe, d. h. in der Förderung von Unabhängigkeit und Selbstbestimmung. Die Angehörigen sollen in die Lage versetzt werden,

- notwendige Pflegekompetenzen zu entwickeln,
- Probleme zu erkennen und angemessen darauf zu reagieren und
- sachgerechte und wohlüberlegte Entscheidungen zu treffen (vgl. auch London 2010).

Die Leitidee der Hilfe zur Selbsthilfe bildet die zentrale Richtschnur im *Konzept des Empowerment*, welches hier als geeigneter Bezugsrahmen und Orientierungshilfe für die Arbeit mit Angehörigen vorgestellt werden soll.

Empowerment

Der Begriff Empowerment lässt sich übersetzen mit »Selbstbefähigung«, »Selbstbemächtigung« oder »Stärkung von Autonomie und Selbstbestimmung«. Eine allgemein akzeptierte, einheitliche Definition existiert bislang nicht, vielmehr finden sich in der Literatur verschiedene definitorische Zugänge. Dabei lassen sich zwei Schwerpunkte im Verständnis von Empowerment unterscheiden:

- Zum einen wird mit Empowerment ein vom Betroffenen selbstinitiierter und eigengesteuerter Prozess der (Wieder-)Herstellung von Kontrolle über das eigene Leben bezeichnet (Theunissen & Plaute 1995).
- Zum anderen wird Empowerment als professionelles Unterstützungskonzept verstanden. Der Blick richtet sich hier auf die Förderung von Selbstbestimmung durch berufliche Helfer (Stark 2002).

Mit Blick auf das Thema dieses Buchs soll Empowerment vorwiegend als professionelles Konzept verstanden werden. Zugrunde gelegt wird das Begriffsverständnis von Herriger (2006), der die folgende Arbeitsdefinition formuliert:

Empowerment als professionelles Konzept

Empowerment

»Empowerment beschreibt mutmachende Prozesse der Selbstbemächtigung, in denen Menschen in Situationen des Mangels, der Benachteiligung oder der gesellschaftlichen Ausgrenzung beginnen, ihre Angelegenheiten selbst in die Hand zu nehmen, in denen sie sich ihrer Fähigkeiten bewusst werden, eigene Kräfte entwickeln und ihre individuellen und kollektiven Ressourcen zu einer selbstbestimmten Lebensführung nutzen lernen. Empowerment – auf eine kurze Formel gebracht – zielt auf die (Wieder-)Herstellung von Selbstbestimmung über die Umstände des eigenen Alltags«
(Herriger 2006, S. 20).

In der Definition wird sichtbar, dass das Empowerment-Konzept Menschen in den Blickpunkt nimmt, die sich in irgendeiner Form in belastenden Lebensumständen befinden. Sie sollen ermutigt werden, durch Entdeckung und Mobilisierung der eigenen Ressourcen ihre Situation zu bewältigen.

Abkehr vom Defizit-Modell

Die besondere Attraktivität dieses Ansatzes liegt in seiner Absage an das traditionelle Defizit-Modell, welches lange das Bild vom Adressaten gesundheitsbezogener Arbeit bestimmte und eine eher asymmetrische Beziehung zwischen dem Klienten und dem professionellen Helfer beförderte: Indem Letzterer sich als »Retter« versteht und die Deutungsmacht über die Problemsituation sowie die Verantwortung für den Hilfeprozess übernimmt, wird dem Klienten eine passive Rolle und eine Position des Unterlegenen zugewiesen. In Folge kommt es nicht selten zur Entwicklung einer dauerhaften Abhängigkeit des Klienten von der »helfenden Hand« des Experten. Die Hilfebedürftigkeit wird verfestigt und möglicherweise sogar erhöht (Stark 2002; Herriger 2006).

Änderung der Blickrichtung hin zu den Stärken einer Person

Der Blick hin zu den Stärken einer Person kommt daher einem Paradigmenwechsel gleich, indem nicht nur ein verändertes Menschenbild, sondern auch eine veränderte Berufsethik gefordert wird (ebd.). Die Rolle des Experten wandelt sich vom »Retter« zum »Mentor«, der den Klienten darin unterstützt, sich von ihm und seiner Hilfeleistung unabhängig zu machen. Eine in diesem Verständnis wurzelnde professionelle Pflegeberatung will keine neuen Abhängigkeiten schaffen, sondern in erster Linie pflegende Angehörige zu größerer Autonomie und Selbstbestimmung befähigen.

8.2 Beachtung der Grundsätze der Erwachsenenbildung

Kennzeichen der Erwachsenenbildung

Pflegende Angehörige sind in den allermeisten Fällen erwachsene Personen. Dementsprechend handelt es sich bei der Information, Schulung und Beratung von Angehörigen um eine Form der Erwachsenenbildung. Wesentliche Kennzeichen der Erwachsenenbildung sind:

- die Freiwilligkeit der Teilnahme,
- eine oftmals hohe intrinsische Motivation,
- vorhandenes Wissen, auf das zurückgegriffen werden kann (Lebenserfahrung, berufliches Wissen, Lernerfahrung, Pflegeerfahrung),
- hohe Erwartungen an die Lehrenden.

Angehörige als gleichberechtigte Partner

Angehörige wünschen zuallererst, als gleichberechtigte Partner wahrgenommen zu werden. Wenn auch die Schulungsperson der pflegerische Fachexperte ist, so sind sie doch die Experten ihrer Lebenssituation mit einem pflegebedürftigen Menschen. Dementsprechend erwarten sie Mitbestim-

8.2 Beachtung der Grundsätze der Erwachsenenbildung

mung bei den Lerninhalten und bei der Steuerung des Lernprozesses. Außerdem wünschen sie eine Vereinbarkeit des Lernens mit ihren sonstigen Verpflichtungen (Familie, Beruf, Freizeit).

Ein weit verbreitetes Vorurteil ist es, dass Erwachsene schlechter lernen als Kinder. Zudem schätzen viele Erwachsene ihre eigene Lernfähigkeit gering ein. Dabei ist ein zunehmendes Alter keineswegs zwangsläufig gleichbedeutend mit einer Verringerung von Lern- und Intelligenzleistungen. Vielmehr gibt es eine Reihe von Einflussfaktoren auf das Lernen, die deutlich machen, dass die Lern- und Denkleistungen von Menschen sehr unterschiedlich sein können (▶ Abb. 5; Zintl 2006):

Lernfähigkeit von Erwachsenen

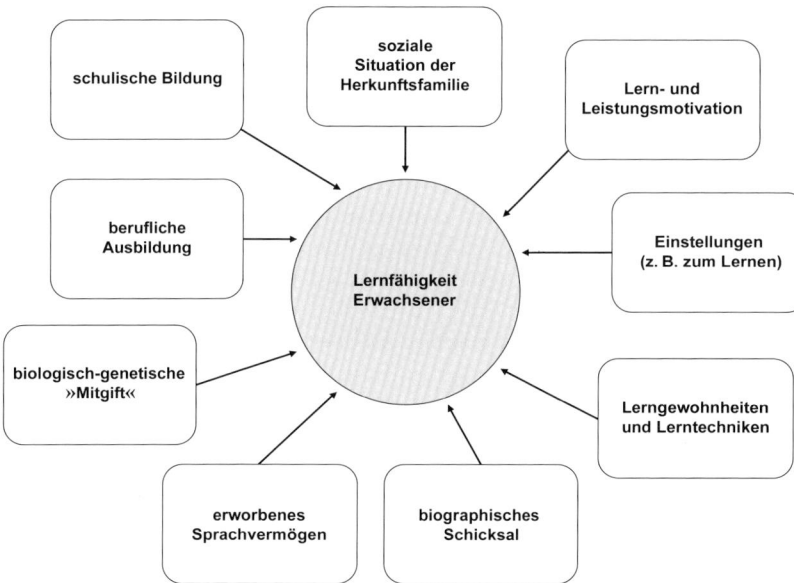

Abb. 5: Einflussfaktoren auf die Lernfähigkeit Erwachsener (Zintl 2006, S. 8)

Wie Abbildung 5 zeigt, ist unsere Fähigkeit zu lernen abhängig von unserer biologischen Ausstattung, sozialen Herkunft und Bildung sowie den Lerneinstellungen, Lerngewohnheiten und der Lernmotivation. So gehört es beispielsweise bei einer Angehörigenschulung dazu, die Lernmotivation des Klienten durch Beobachtungen und Informationen, die im Laufe eines Gesprächs gesammelt werden, einzuschätzen (▶ Kap. 5.3.2). Müdigkeit und Erschöpfung können sich auf die Lernbereitschaft auswirken. Auch negative Gefühle gegenüber der pflegebedürftigen Person können im hohen Maße die Motivation beeinflussen.

Nicht zu unterschätzen ist der Einfluss biografischer Lernerfahrungen aus der Kindheit und Schulzeit. Nicht immer sind diese erfreulicher Art: Erfahrungen wie Frontalunterricht, zuhören müssen, stures Auswendiglernen von Vokabeln, stundenlanges Büffeln vor Klassenarbeiten sowie Versagensängste prägen unter Umständen bis ins hohe Erwachsenenalter die Erwartungen in Lernsituationen.

Bedeutung biografischer Lernerfahrungen

Vermeidung einer verschulten Vorgehensweise

In der Arbeit mit pflegenden Angehörigen sollten die verschiedenen Einflussfaktoren auf die Lernfähigkeit bedacht werden. Unbedingt zu vermeiden ist eine »verschulte« Vorgehensweise. Unter Umständen kann es sinnvoll sein, statt von »Angehörigenschulung« von »Angehörigentraining« zu sprechen.

8.3 Lernförderliche Faktoren

Gestaltung von Lernsituationen

Angehörige, die sich trotz ihres anstrengenden Pflegealltags dazu entschließen, etwas Neues zu lernen, sollen Spaß und Freude am Lernen haben. Aufgabe der Schulungsperson ist die Schaffung eines lernfreundlichen Klimas durch verschiedene Maßnahmen der Gestaltung der Lernsituation (London 2010; Klug-Redman 2009; Zintl 2006):

- *Aktives Lernen:* Im Gegensatz zum ermüdenden, passiven Konsumieren eines Lernstoffs wird der Klient aktiv mit einbezogen, z. B. durch die eigenständige Erarbeitung eines Themas, Diskussion über das Erlernte oder praktische Übungen.
- *Verknüpfung der Lerninhalte mit vorhandenem Wissen:* Lernen sollte sich nicht auf die ausschließliche Vermittlung von Faktenwissen beschränken. Vielmehr wird das Erlernte mit bereits vorhandenem Wissen und eigenen Erfahrungen der Teilnehmer*innen in Beziehung gesetzt (z. B. »Wissen Sie noch, wie Sie sich gefühlt haben, als Sie wegen einer Erkältung für einige Tage das Bett hüten mussten?«). Indem Zusammenhänge verstanden werden, können Möglichkeiten zum eigenen Handeln entwickelt werden.
- *Anwendungsbezug der Lerninhalte:* Die Lerninhalte müssen einen Bezug zum Lebensbereich des Klienten aufweisen. Sie müssen geeignet sein, Probleme des Alltags zu lösen, indem beispielsweise die Angehörigen befragt werden, wie sie das neue Wissen im Alltag umsetzen werden. Durch die Realitätsnähe wird zugleich Aufmerksamkeit geweckt.
- *Selbstbestimmtes Lernen:* Der Lernende sollte seinen Lernbedarf eigenständig festlegen und steuern, d. h. sich selbst Lernziele setzen, das Lerntempo bestimmen und entscheiden, was und wie viel er lernen will.
- *Individueller Zuschnitt:* Es sollte (auch in Gruppensituationen) die Möglichkeit zur Berücksichtigung individueller Lebenssituationen, persönlicher Probleme und Bedürfnisse geben.
- *Strukturierung der Lerneinheit:* Günstig ist eine abwechslungsreiche didaktische und methodische Gestaltung des zu vermittelnden Lernstoffs. Ein Wechsel zwischen Vortrag, Diskussion, Übungen, Gruppenarbeiten etc. hat einen positiven Einfluss auf Aufmerksamkeit und Konzentration. Wissen sollte abgestuft, in kleinen »Portionen« vermittelt werden, um keine Überforderung zu provozieren.

8.3 Lernförderliche Faktoren

- *Motivierende Haltung der Schulungsperson:* Haltung und Persönlichkeit des Lehrenden haben erheblichen Einfluss auf den Klienten und seine Lernmotivation. Ermutigung, Anerkennung und Respekt befördern eine echte Lernpartnerschaft. Motivation kann geweckt werden, u. a. durch die interessante Gestaltung einer Lerneinheit, realistische und erreichbare Lernziele, regelmäßiges Feedback an den Lernenden über seine Lernfortschritte, Lob und Belohnung sowie eine ansprechende Gestaltung der Lernumgebung.
- *Lernen in Gruppen:* Erwachsene lernen gern zusammen mit anderen. Das Lernen in Gruppen, auch *kooperatives Lernen* (Konrad & Traub 2005) genannt, ist ein soziales Geschehen, bei dem die Beteiligten gemeinsam und in wechselseitigem Austausch Kenntnisse und Fertigkeiten erwerben. Die Erfahrungen der anderen können dabei das eigene Lernen enorm bereichern. Es entstehen neue Kontakte und soziale Fähigkeiten (z. B. Konfliktfähigkeit) können geübt werden.

> **Günstige Bedingungen für das Lernen in Gruppen**
>
> - Die Dozent*innen interessieren sich aufrichtig für die Lernenden.
> - Es herrscht ein wohlwollendes Klima.
> - Man hat Spaß am Lernen.
> - Die Teilnehmer*innen machen sich die eigenen Erfahrungen zunutze.
> - Es gibt keine Lehre vom »einen richtigen Weg«.
> - Es besteht die Freiheit, Fragen zu stellen und abweichende Meinungen zu äußern.
> - Man duldet die Unterschiedlichkeit von Lernstilen.
> - Die Lernenden bestimmen selbst das Lerntempo.
> - Es besteht ein Klima, das nicht an Konkurrenz orientiert ist.
> - Das Lernklima fördert die Kreativität.
> - Es werden eine Fülle von Lernquellen genutzt.
> - Die Lernenden haben Zeit zum Nachdenken.
> - Fehler sind erlaubt.
> - Niemandem wird das Gefühl vermittelt, er sei dumm.

(vgl. Vaill 1998, S. 129 f.)

Zusammenfassung

Die Gestaltung des Lernklimas hat wesentlichen Einfluss auf das Ergebnis eines Lernprozesses. Zentrale Faktoren einer gelingenden Lernbeziehung sind die Leitidee der Hilfe zur Selbsthilfe sowie die Beachtung der Grundsätze der Erwachsenenbildung.

Bei allen Bemühungen um lernförderliche Bedingungen – den Kurs des Lernens bestimmen letztlich immer die Klient*innen. Sie kennen ihre Lernbedürfnisse; an ihnen liegt es zu entscheiden, welches Wissen sie annehmen möchten oder nicht: »Jeder Mensch trifft darüber, was er lernen, sich merken, oder sich in Erinnerung rufen will, eine Entscheidung. Subjektive Bedeutsamkeit und Interesse ist dazu ebenso wichtig wie ein beträchtliches Maß an Aufmerksamkeit. Diese Lernbereitschaft ist durch nichts zu erzwingen« (Looß 2001, S. 194).

9 Qualitätsmanagement

Qualität und Qualitätsmanagement spielen im Gesundheitswesen eine große Rolle: So gibt es das Pflegequalitätssicherungsgesetz, der Medizinische Dienst der Krankenversicherung (MDK) führt Qualitätsprüfungen durch und zahlreiche Einrichtungen planen die Zertifizierung ihres Qualitätsmanagementsystems oder habe diese bereits durchgeführt.

Qualität im Gesundheitswesen

Das Bestreben nach Qualität gilt mittlerweile für nahezu alle Arbeitsbereiche und soll auch für den Bereich der Angehörigenschulung und -beratung Geltung beanspruchen. Im Folgenden werden zunächst die relevanten Qualitätskriterien für diesen Bereich dargelegt und verschiedene Verfahren der Evaluation von Angehörigenschulungen und -beratungen vorgestellt.

9.1 Qualitätskriterien der Angehörigenschulung und -beratung

Um Qualität in der Angehörigenschulung und -beratung fassbar zu machen, eignet sich das von Avedis Donabedian (1980) entwickelte Modell, nach dem Qualität in die drei Dimensionen der Struktur-, Prozess- und Ergebnisqualität unterteilt wird:

Qualitätsdimensionen

- *Strukturqualität* beschäftigt sich mit den Voraussetzungen (Rahmenbedingungen), unter denen eine Tätigkeit erbracht wird, z. B. räumliche Gegebenheiten, Materialausstattung, die zur Verfügung stehende Zeit, Qualifikation des Leistungserbringers usw.
- *Prozessqualität* bezieht sich auf das eigentliche Geschehen, die Durchführung und den Ablauf konkreter Tätigkeiten.
- *Ergebnisqualität* beschreibt den Erfolg einer Tätigkeit. Dazu wird sie anhand zuvor festgelegter Kriterien einer Überprüfung unterzogen.

Zahlreiche Qualitätskriterien im Handlungsfeld der Angehörigenschulung und -beratung sind in den vorangegangenen Ausführungen bereits sichtbar geworden. An dieser Stelle sollen sie noch einmal anhand der drei Qualitätsdimensionen zusammenfassend dargestellt werden.

Strukturqualität

Kriterien der Strukturqualität

Hier geht es um die Rahmenbedingungen, unter denen eine Schulung oder Beratung stattfindet. Förderliche Faktoren sind Ruhe und Ungestörtheit, ausreichend Zeit und eine ansprechende Umgebung. Ferner bedarf es geeigneter (d. h. verständlicher und auf dem aktuellen Stand des Wissens beruhender) Schulungsmaterialien wie Bücher, Broschüren, Filme sowie Anschauungs- und Übungsmaterialien. Der entscheidende Faktor für eine gelingende Begegnung liegt jedoch in der Kompetenz der schulenden Pflegefachperson. Dazu gehört weitaus mehr als die erforderliche Fachkompetenz. Vielmehr sind – wie noch aufzuzeigen sein wird (▶ Kap. 11) – etliche weitergehende Kompetenzen (u. a. pädagogische und soziale Kompetenzen) erforderlich. Zur Strukturqualität einer Schulung gehört ferner ihre Konzeptbasiertheit als wesentliches Merkmal einer professionellen Vorgehensweise.

Prozessqualität

Kriterien der Prozessqualität

In dieser zweiten Qualitätsdimension geht es um den Verlauf einer Schulung oder Beratung. Bei beiden Interventionen handelt es sich um ein prozesshaftes Geschehen, welches aus verschiedenen Schritten besteht und dementsprechend eine systematische Vorgehensweise erfordert. Dabei muss jedoch stets genügend Raum bleiben, um den individuellen Problemlagen und Bedürfnissen eines Angehörigen gerecht zu werden. Entscheidende Bedeutung kommt dem Verhalten der Pflegefachperson in der Schulungs- und Beratungssituation zu, welches sich durch eine Grundhaltung der Wertschätzung, Akzeptanz und Empathie dem Klienten gegenüber auszeichnet. Weitere Qualitätskriterien sind eine verständliche Vermittlung, die Beachtung der Grundsätze der Erwachsenenbildung, die Förderung einer lernfreundlichen Atmosphäre sowie die Anerkennung der Expertenrolle des Angehörigen in seiner individuellen Lebenssituation.

Ergebnisqualität

Kriterien der Ergebnisqualität

Ergebnisqualität in der Schulung pflegender Angehöriger bezieht sich auf den Grad der Zielerreichung. In der Beratung bedeutet es, dass eine Problemlösung oder zumindest ein verbesserter Umgang mit einem Problem erreicht werden konnte. Ergebnisqualität in der Schulung meint das Erreichen der zuvor formulierten Lernziele (z. B. die sichere Durchführung einer Insulininjektion oder Beherrschung der fachgerechten Lagerung eines Pflegebedürftigen). Ergebnisqualität heißt aber auch und vor allen Dingen, dass der Angehörige am Ende zufrieden ist. Wie die Zufriedenheit festgestellt werden kann, soll im nächsten Teil dieses Kapitels behandelt werden.

9.2 Evaluationsmethoden

Zufriedenheitsmessungen erfolgen unter Nutzung verschiedener Evaluationsverfahren.

Feststellung von Zufriedenheit

> **Definition Evaluation**
>
> Unter Evaluation wird die Untersuchung, Analyse und Bewertung der Qualität einer Leistung verstanden. Sie dient zum einen der Qualitätskontrolle, zum anderen der ständigen Qualitätsverbesserung des Angebots.

Um eine Evaluation überhaupt durchführen zu können, müssen zuvor Kriterien festgelegt werden, anhand derer man die Beurteilung vornimmt. Entscheidend sind ein hoher Konkretisierungsgrad dieser Kriterien sowie ihre Messbarkeit. So ist beispielsweise die Frage: »Wie zufrieden waren Sie mit der Schulung?« in Verbindung mit einer Skalierung von »sehr gut« bis »ungenügend« wenig aussagekräftig. Entscheidet sich der Klient für ein »sehr gut«, scheinen Sie alles richtig gemacht zu haben. Schwieriger wird es da schon bei einem »befriedigend«. Die Note weist auf einen Verbesserungsbedarf des Angebots hin. Es wird allerdings nicht erkennbar, an welcher Stelle dieser Bedarf genau besteht. Hat der Angehörige sich überfordert gefühlt? Waren die Erklärungen nicht verständlich genug? War der Zeitrahmen nicht ausreichend? Besser ist es also, möglichst konkrete Fragen zu stellen, um ein aussagekräftiges Bild zu erhalten.

> **Merke**
>
> Vor Beginn einer Evaluation sollte man genau wissen, was man evaluieren möchte!

Es gibt verschiedene Evaluationsmethoden, die in der Angehörigenschulung und -beratung zur Anwendung kommen können. Einige davon sind bereits an anderer Stelle benannt worden:

Evaluationsmethoden

- *Feedback:* Ein Feedback, also eine Befragung des Klienten zu seiner Zufriedenheit, wird unmittelbar im Anschluss an eine Schulung oder Beratung durchgeführt. Es hat den Vorteil, dass die Eindrücke noch frisch sind und Äußerungen spontan kommen. Nachteilig kann es sein, dass viele Menschen vor einer ehrlichen Beurteilung im persönlichen Gespräch zurückscheuen, insbesondere wenn sie nicht zufrieden waren (Zu den Regeln für das Nehmen und Geben von Feedback ▶ Kap. 5.4.7).
- *Beobachtung:* Diese können wichtige Informationen liefern, die der Angehörige selbst nicht äußert. Wichtig sind also vor allen Dingen

nonverbale Signale wie Gesichtsausdruck und Gestik. Allerdings besteht dabei die Gefahr der selektiven Wahrnehmung, d. h. der Beobachter nimmt nur wahr, was er sehen möchte.
- *Selbstreflexion:* Das Vermögen, das eigene Verhalten möglichst neutral wahrnehmen und analysieren zu können, ist eine nützliche Fähigkeit, um Schlüsse für zukünftiges Verhalten ziehen zu können. Selbstreflexion kann erlernt werden, indem man sich nach jeder Schulung oder Beratung z. B. folgende Fragen stellt: War ich gut vorbereitet auf die Schulung/Beratung? Wie habe ich auf mein Gegenüber gewirkt? Habe ich mir hinreichend Zeit genommen für den Klienten? War ich flexibel genug? Und vor allen Dingen: Was lerne ich daraus für zukünftige Schulungen und Beratungen?
- *Fragebogen:* Eine häufige Methode zur Evaluation besteht in der Verteilung eines Fragebogens, der von den Teilnehmer*innen ausgefüllt und anschließend anonym zurückgegeben wird. Diese Anonymität ist ein großer Vorteil, da sie sich oftmals positiv auf die Bereitschaft auswirkt, ehrlich zu antworten und sich mit den Fragen gründlich auseinanderzusetzen. Nachteilig ist allerdings häufig ein geringer Rücklauf. Entscheidend für den Rücklauf und die Aussagekraft der gesammelten Daten ist eine ansprechende äußere und inhaltliche Gestaltung. Daher soll diesem Thema im Folgenden gesonderte Aufmerksamkeit geschenkt werden.

Kombination verschiedener Methoden

Zu empfehlen ist eine Kombination der verschiedenen Evaluationsmethoden. In ihrer Gesamtheit können sie sowohl ein aussagekräftiges Bild über die Qualität des Schulungs- und Beratungsangebots als auch wertvolle Anregungen für Qualitätsverbesserungen liefern.

9.3 Gestaltung eines Fragebogens zur Evaluation

Die Gestaltung eines Fragebogens soll im Folgenden am Beispiel der schriftlichen Evaluation eines Pflegekurses für Angehörige behandelt werden. Dabei geht es um die äußere Form, die inhaltliche Gestaltung mit verschiedenen Fragenkomplexen sowie mögliche Antwortformate.

Äußere Gestaltung

Ein Fragebogen sollte ein ansprechendes Layout zeigen und nicht mehr als ein bis zwei DIN A4-Bögen umfassen. Wählen Sie aus Gründen der Lesbarkeit eine große und klare Schrift. Beginnen Sie mit einer freundlichen Begrüßung sowie einer Erklärung über Zweck und Ziele der Befragung. Hilfreich sind auch Erläuterungen zum Ausfüllen sowie zum Datum der

Rücksendung bzw. Abgabe des Bogens. Zum Schluss darf der Dank für die Teilnahme nicht fehlen.

> **Beispiel: Einleitungstext eines Fragebogens**
>
> Liebe Seminar-Teilnehmerin, lieber Seminar-Teilnehmer,
> in den letzten Wochen haben Sie an unserem Kurs für pflegende Angehörige teilgenommen. Nun möchten wir Sie abschließend um Ihre persönliche Einschätzung der Qualität des Seminars bitten. Damit helfen Sie uns, weiter an einer Verbesserung unseres Angebots zu arbeiten.
> Der Fragebogen enthält eine Reihe von Fragen, die nach dem System der Schulnoten (1 = sehr gut; 2 = gut; 3 = befriedigend usw.) bewertet werden. Einige Fragen sind mit »Ja« oder »Nein« zu beantworten. Zusätzlich besteht die Möglichkeit zur freien Formulierung von Antworten.
> Die Befragung ist anonym und freiwillig. Wir würden uns freuen, wenn Sie uns den Fragebogen im beigefügten frankierten Briefumschlag bis zum . . . . zurücksenden. Für Ihre Unterstützung danken wir Ihnen herzlich!

Wenn Sie – wie im Beispiel – um Rücksendung des Fragebogens bitten, sollten Sie auf keinen Fall vergessen, einen frankierten und adressierten Rückumschlag beizulegen. Dadurch fühlen sich die Angehörigen stärker zu einer Teilnahme verpflichtet. Denkbar ist es auch, den Fragebogen in der letzten Kursstunde vor Ort ausfüllen zu lassen und eine Box zur Rückgabe aufzustellen. Auf diese Weise kann eine hohe Rücklaufquote erreicht werden. Allerdings besteht in der Situation unter Umständen wenig Muße für eine gründliche Auseinandersetzung mit den Fragen.

Rücklaufquote

Fragen können geschlossen oder offen formuliert werden. Bei geschlossenen Fragen sind die Antwortmöglichkeiten bereits vorgegeben (z. B. Ja/Nein). Bei dieser sehr zeitsparenden Variante lassen sich die Fragen leicht statistisch auswerten. Offene Fragen geben den Teilnehmer*innen die Möglichkeit, mit eigenen Worten ihre Gedanken zu formulieren. Sie erfordern allerdings Nachdenken und lassen sich weniger leicht auswerten. Zu empfehlen ist eine Kombination aus offenen und geschlossenen Fragen.

Inhaltliche Gestaltung

Ein Fragebogen besteht aus Fragen bzw. Fragenkatalogen zu bestimmten Sachverhalten. Folgende Themen können Bestandteil eines Beurteilungsbogens sein: Kursorganisation, Kursinhalte, Alltagsbezug, Kompetenz der Kursleitung, Methoden, Kursatmosphäre und Selbstevaluierung. Im Folgenden wird für die einzelnen Bereiche eine Auswahl an möglichen Fragen vorgestellt.

Fragenkataloge

Fragen zur Organisation des Kurses:

- Wie gefiel Ihnen die Uhrzeit der Kursreihe?

- Wie gefiel Ihnen die Gesamtlänge des Seminars (z. B. zehn Veranstaltungen über zehn Wochen)?
- Wie zufrieden waren Sie mit den Räumlichkeiten?
- War der Veranstaltungsort für Sie gut erreichbar?
- Wie gefiel Ihnen die Pausenregelung?

Fragen zu den Kursinhalten:

- Wie gefiel Ihnen die Themenzusammensetzung des Kurses?
- Wie beurteilen Sie den Informationsgehalt des Kurses?
- Wie beurteilen Sie die Verständlichkeit der vermittelten Inhalte?
- Wurden Ihre Erwartungen an die Kursinhalte erfüllt?
- Welche Inhalte/Themen sind zu kurz gekommen (offene Frage)?
- Welche Inhalte/Themen haben Ihnen gefehlt (offene Frage)?

Fragen zum Alltagsbezug der Kursinhalte:

- Glauben Sie, dass Sie das Erlernte im Alltag anwenden können?
- Fühlen Sie sich durch den Kurs im Umgang mit dem Pflegebedürftigen sicherer?
- Konnte Ihnen der Kurs Hilfestellung bei persönlichen Problemen mit dem Pflegebedürftigen geben?

Fragen zur Kompetenz der Kursleitung:

- Wie beurteilen Sie die fachliche Kompetenz der Kursleitung?
- Wie zufrieden sind Sie mit den pädagogischen Kompetenzen der Kursleitung?
- Wie beurteilen Sie den Kontakt der Kursleitung zur Gruppe?
- Wie beurteilen Sie die Freundlichkeit der Kursleitung?

Fragen zu den verwendeten Methoden:

- Wie beurteilen Sie die methodische Gestaltung der Kursstunden (Vorträge, Diskussionen, Gruppenarbeiten)?
- Wie zufrieden waren Sie mit den Diskussionsrunden?
- Wie gefielen Ihnen die Gruppenarbeiten?
- Wie zufrieden sind Sie mit den Teilnehmerunterlagen?

Fragen zur Kursatmosphäre:

- Haben Sie sich in der Gruppe wohlgefühlt?
- Gab es genügend Möglichkeit zum Erfahrungsaustausch mit anderen pflegenden Angehörigen?
- Konnten Ihre individuellen Problemlagen innerhalb des Kurses berücksichtigt werden?

9.3 Gestaltung eines Fragebogens zur Evaluation

Fragen zur Selbstevaluation:

- Was waren für Sie positive Erlebnisse/Erfahrungen in diesem Kurs?
- Was waren für Sie negative Erlebnisse/Erfahrungen in diesem Kurs?
- Welche Veränderungen haben Sie über den Seminarverlauf bei sich selbst festgestellt (offene Frage)?
- Welche Konsequenzen möchten Sie aus der Teilnahme an dem Pflegekurs ziehen (offene Frage)?
- Konnten Sie Anregungen mitnehmen, was Sie für sich tun können?
- Wie beurteilen Sie Ihren persönlichen Lernzuwachs?
- Konnten Sie Ihre Vorkenntnisse mit in den Kurs einbringen?
- Würden Sie anderen pflegenden Angehörigen die Teilnahme an einem Pflegekurs empfehlen?

Am Ende eines Fragebogens sollten einige Zeilen für Bemerkungen eingeräumt werden, die dem*der Teilnehmer*in wichtig sind und die noch nicht zur Sprache gekommen sind (Lob, Kritik, Anregungen, Verbesserungsvorschläge etc.). Auf die Art und Weise lassen sich noch weitere nützliche Informationen gewinnen. Danken Sie außerdem noch einmal herzlich für die Mitarbeit.

Platz für Kommentare

Antwortformate

Für die Gestaltung der Antwortformate eines Fragebogens gibt es verschiedene Varianten. Viele Fragebögen arbeiten bei der Beantwortung der Fragen mit einer *Noten-Skala* von 1 bis 6 (1 = sehr gut; 6 = ungenügend).

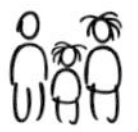

Noten-Skala

Beispiel:

Wie gefielen Ihnen die Räumlichkeiten?

1	2	3	4	5	6
O	O	O	O	O	O

Abb. 6: Noten-Skala (eigene Darstellung)

Eine zweite, einfache Variante ist die *Schätz-Skala*. Auf dieser gibt der Befragte seine Bewertung durch Ankreuzen auf einer Geraden mit den Polen »gering« und »hoch« an.

Schätz-Skala

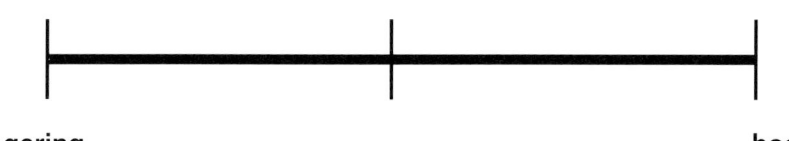

gering   hoch

Abb. 7: Schätz-Skala (eigene Darstellung)

9 Qualitätsmanagement

Beispiel:

Wie beurteilen Sie die fachliche Kompetenz der Kursleitung?

Gesichter-Skala · Geeignet ist auch eine *Gesichter-Skala* mit verschiedenen Schemazeichnungen von Gesichtern (Smileys), in denen der dargestellte Gesichtsausdruck von »sehr zufrieden« bis »sehr unzufrieden« abgestuft ist.

Beispiel:

Haben Sie sich in der Gruppe wohlgefühlt?

Abb. 8: Gesichter-Skala (eigene Darstellung)

Solche symbolischen Skalen haben den Vorteil, dass sie leicht verständlich und auf den ersten Blick erfassbar sind. Sie finden bei Befragten aller Bildungs- und Altersstufen Anklang.

Verbale Skalen · Häufiger werden allerdings *verbale Skalen* verwendet, die mit verschiedenen Abstufungsgraden der Zufriedenheit arbeiten.

Beispiel:

Wie zufrieden sind Sie mit den Teilnehmerunterlagen?

Abb. 9: Verbale Skala (eigene Darstellung)

☐ sehr zufrieden

☐ zufrieden

☐ weniger zufrieden

☐ völlig unzufrieden

Bei der Erstellung eines Fragebogens sollte man sich auf ein oder zwei Antwortformate beschränken. Ein bunter Mix aus Skalen, Smileys und Ankreuzmöglichkeiten führt nur zur Verwirrung und erschwert die spätere Auswertung.

Abstufung von Skalen · Skalen sollten möglichst mit einer geraden Anzahl an Abstufungen, also vier oder sechs Stufen, versehen sein. Zeigen sie fünf oder sieben Abstufungen (wie die Gesichter-Skala, ▶ Abb. 8), neigen viele Teilnehmer*innen gerade bei ambivalenten Gefühlen dazu, die mittlere Kategorie anzukreuzen, womit eine wirkliche Tendenz nicht erkennbar wird. Aus dem gleichen

Grund sollte auch auf eine Kategorie wie »teils/teils« verzichtet werden. Damit zwingt man die Beurteiler*innen, sich zumindest der Tendenz nach für einen der beiden Pole zu entscheiden.

9.4 Reflexion der Evaluationsergebnisse

Leider viel zu oft werden eingehende Fragebögen kurz inspiziert und anschließend beiseitegelegt. Zweck einer Evaluation ist jedoch – wie bereits erwähnt – die ständige Qualitätsverbesserung. Fertigen Sie, auch wenn es einige Mühe bereitet, einen kurzen schriftlichen Evaluationsbericht an. Beschreiben Sie zunächst den Auswertungszeitraum und die Anzahl der verwertbaren Bögen. Dann werden die Antworten zu jeder einzelnen Frage ausgewertet. Die Ergebnisse werden in Schriftform und – soweit möglich – mit Hilfe von Tabellen oder Grafiken dargestellt.

Evaluationsbericht

Beispiel:

Wie zufrieden waren Sie mit den Kurszeiten?

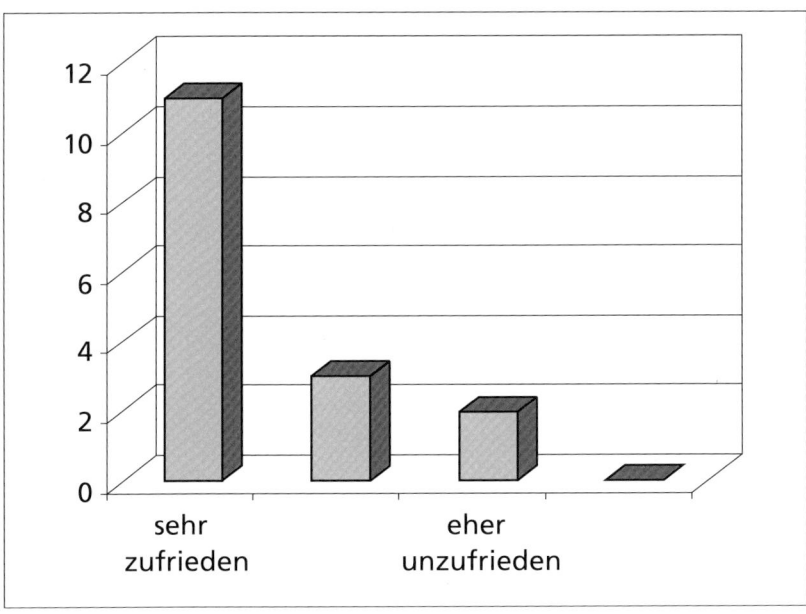

Abb. 10: Diagramm Zufriedenheit mit den Kurszeiten (eigene Darstellung)

Nun folgt die wichtigste Aufgabe: die Reflexion der Evaluationsergebnisse. Was ist gut angekommen und kann so bleiben wie es ist? Wo muss nachge-

Auswertung und Konsequenzen

bessert werden? Was soll zukünftig anders laufen? Woran muss ich an mir persönlich arbeiten? Die Erkenntnisse aus diesem Reflexionsprozess müssen anschließend umgesetzt und ihr Erfolg mittels erneuter Evaluationen überprüft werden. Erst dann schließt sich der Regelkreis des Qualitätsmanagements.

Merke

Jegliche Evaluation ist sinnlos, wenn sich daraus keine Konsequenzen ergeben!

Zwischenevaluation   Optimal ist es übrigens, nicht erst am Ende eines Kurses, sondern bereits nach der Hälfte der durchgeführten Veranstaltungen eine so genannte »Zwischenevaluation« durchzuführen. Damit eröffnet sich die Chance zur frühzeitigen Aufdeckung von Schwachstellen und Einleitung von Verbesserungsmaßnahmen.

Zusammenfassung

Das Thema Qualität und Qualitätsmanagement spielt auch in der Angehörigenschulung und -beratung eine wichtige Rolle, insbesondere da es sich (zumeist) um ein freiwilliges Angebot handelt, welches Angehörige wahrnehmen können oder auch nicht. Schulungs- und Beratungsmaßnahmen bedürfen der regelmäßigen Evaluation, um Schwachstellen und Verbesserungspotenziale aufzudecken.

10 Handlungsfelder der Kompetenzförderung pflegender Angehöriger

Wie bereits zu Beginn dieses Buchs sichtbar geworden ist, existieren bereits zahlreiche gesetzliche Regelungen, die die Kompetenzförderung pflegender Angehöriger zum Inhalt haben (▶ Kap. 2). Im Zuge ihrer Umsetzung wurden in den letzten Jahrzehnten – insbesondere seit Einführung der Pflegeversicherung – verschiedene Handlungsfelder für professionell Pflegende geschaffen, die in diesem Kapitel vorgestellt werden sollen. Während es sich dabei zumeist um separate Beratungs- oder Schulungsangebote handelt, bleibt das wichtigste Handlungsfeld nach wie vor die tägliche Pflegepraxis.

10.1 Tägliche Pflegepraxis

Professionell Pflegende haben immer schon zur Kompetenzförderung von Patient*innen und Angehörigen beigetragen, da sie in der täglichen Praxis unausweichlich mit den Fragen, Sorgen und Problemen von Familien konfrontiert werden. Hummel-Gaatz & Doll (2007a) zufolge findet der überwiegende Teil von Beratungsaktivitäten aus der Pflegesituation heraus und damit ungeplant statt. Beratung ist demnach ein geradezu immanenter (innewohnender) Aufgabenbereich der Pflege, was vielen Pflegefachpersonen allerdings so nicht bewusst ist.

Wichtigstes Handlungsfeld

Pflegende betrachten Gespräche mit Patient*innen und Angehörigen, in denen es um die Vermittlung von Informationen, um das Erklären von fachspezifischen Fragen oder um Sorgen der Klienten geht, oftmals gar nicht als eine Art pädagogischer Intervention und schon gar nicht als Pflege. Faktisch werden täglich Informationen vermittelt und Schulung und Beratung geleistet, ohne dies als Arbeitsauftrag zu verstehen. Immer noch stehen manuelle Pflegeaufgaben im Vordergrund und äußere Umstände wie Zeitdruck führen dazu, dass Gespräche mit Patient*innen und Angehörigen sogar ein schlechtes Gewissen gegenüber den Kolleg*innen hervorrufen.

Dabei liegt zu dem Zeitpunkt, an dem ein Klient eine Frage stellt, eigentlich ein »pädagogisch günstiger Moment« vor (London 2010, S. 75). Der Klient ist interessiert, motiviert und aufnahmebereit; der Lerneffekt ist also hoch. Ohne sich allzu sehr in Details zu verstricken, kann man auch unter Zeitdruck versuchen, den ersten Informationsbedarf zu befriedigen und das Gespräch zu einem späteren Zeitpunkt fortführen. Auch eine

Der pädagogisch günstige Moment

Beratung oder Schulung in kleinen Dosen kann hilfreich und effektiv sein. Statt Patient*innen und Angehörige an manchen Stellen mit Informationen zu überhäufen (wie es oft bei der Aufnahme oder Entlassung aus dem Krankenhaus geschieht), ist es oftmals besser, Informationen portionsweise zu verteilen.

Pädagogische Aktivitäten als integraler Bestandteil von Pflege

Ziel sollte es sein, die Information, Schulung und Beratung von Patient*innen und Angehörigen als integralen Bestandteil der Pflege und des Pflegeprozesses zu betrachten und nicht als separate Aufgabe.

Hinweis

»Wenn Sie Beratung [...] als Wesenszug der Pflege betrachten, wird sie zu einem Faktor, über den sich Pflege definiert. Sie wird zum integralen Bestandteil ihres Wesens. Achten Sie einmal darauf, wie oft Sie informell Kenntnisse vermitteln, wenn Sie pflegen. Beispielsweise beantworten Sie Fragen Ihres Patienten, bereiten ihn auf eine Pflegeprozedur vor oder erläutern den Zweck eines medizinischen Geräts. Wenn Sie diese Augenblicke als pädagogische Momente erkennen und vor allem anerkennen, wenn Sie sie explizit zur Pflege zählen und dokumentieren, werden Sie keine ›Zeit fürs Schulen‹ brauchen. Wenn Sie Beratung als Werkzeug begreifen, das Pflegekräfte benutzen, um ihre therapeutischen Ziele zu erreichen, werden Sie edukative Maßnahmen ganz selbstverständlich im Kontext anderer pflegerischer Aufgaben durchführen. Sie werden anleiten und instruieren, während Sie Medikamente verabreichen oder emotionalen Beistand leisten. Sie werden die Beratung in die normale pflegerische Versorgung integrieren, was nur wenig Zeit kostet. Der erste Schritt besteht darin, die edukative Arbeit, die Sie leisten, bewusst wahrzunehmen und als solche anzuerkennen. Wie also verschafft man sich Zeit für Beratung? Indem man sie integriert statt separiert!« (London 2010, S. 30)

10.2 Entlassungsmanagement

Angestoßen durch den Nationalen Expertenstandard Entlassungsmanagement (DNQP 2019b), aber auch aufgrund gesetzlicher Verpflichtung zur Sicherstellung einer reibungslosen Überleitung von Patient*innen (▶ Kap. 2.3), widmen seit etlichen Jahren die Krankenhäuser dem Handlungsfeld der Patientenüberleitung verstärkte Aufmerksamkeit. In vielen Einrichtungen wurden Stellen für das Entlassungsmanagement eingerichtet.

Gestaltung von Übergängen

Übergänge von einem Pflegesetting in ein anderes, wie der Übergang vom Krankenhaus in die Häuslichkeit, verursachen auf Seiten der betroffenen Patient*innen und ihrer Angehörigen oftmals eine erhebliche Verunsicherung sowie ein ausgeprägtes Bedürfnis nach Information und Beratung (Wingenfeld 2011). Insbesondere bei Patient*innen mit einem hohen Pflege- und Unterstützungsbedarf besteht bei Übergängen das Risiko von »Versorgungsbrüchen«, d. h. die Gefahr einer unzureichenden Versorgung in der Häuslichkeit. Verschärfend kommen immer kürzere Verweildauern hinzu, die eine Entlassung von Patient*innen mit fragilem Gesundheitszustand befördert. Vorrangiges Ziel der Pflegeüberleitung muss es daher sein, die Kontinuität der Versorgung beim Übergang sicherzustellen sowie Schnittstellenprobleme zwischen dem stationären und ambulanten Bereich und den berühmten »Drehtüreffekt«, d. h. die Wiedereinweisung ins Krankenhaus nach kurzer Zeit, zu vermeiden.

Aufgabe der Pflegeüberleitung ist es, die weitere ambulante Versorgung des Patienten nach dem Krankenhausaufenthalt gemeinsam mit den Angehörigen, den beteiligten Ärzt*innen und anderen Einrichtungen (z. B. ambulanter Pflegedienst, Kranken- und Pflegekasse) zu planen und zu koordinieren. Dazu wird zunächst in einem umfassenden Assessment der individuelle Betreuungs- und Hilfebedarf ermittelt mit anschließender Erarbeitung einer individuellen Entlassungsplanung. Im Rahmen der Umsetzung der Entlassungsplanung spielt auch die Durchführung von Schulung und Beratung des Patienten und seiner Angehörigen eine wesentliche Rolle – und zwar nach Möglichkeit noch während des Krankenhausaufenthalts des Patienten. Dabei soll es nicht nur um die Vermittlung von Wissen und technischen Fertigkeiten gehen, sondern auch um die Integration der erlernten Fähigkeiten in den Alltag sowie um psychosoziale Beratung (Langer & Ewers 2013).

Aufgabe der Pflegeüberleitung

In einigen Regionen wird die Durchführung der Schulung und Beratung ambulanten Pflegediensten übertragen, die über eine vertragliche Vereinbarung mit den Kostenträgern eine Finanzierung dieser Leistung erfahren. Die Schulungen können bereits vor der Entlassung des Patienten beginnen und in den ersten Tagen nach der Entlassung im häuslichen Bereich fortgeführt werden.

10.3 Pflegeberatungseinsätze

Mit Einführung der Pflegeversicherung wurde ein Handlungsfeld der Pflegeberatung geschaffen, welches aufgrund seines »Zwangscharakters« von Beginn an in der Diskussion stand: die für Pflegegeldempfänger verpflichtende Abrufung regelmäßiger Beratungseinsätze nach § 37 Absatz 3 SGB XI (Emmrich et al. 2006). Die damit verbundene Absicht des Gesetzgebers ist die Sicherung der Qualität in der häuslichen Pflege sowie die Hilfestellung und Unterstützung pflegender Angehöriger. Wird die Beratung nicht wahrgenommen, kann die Pflegekasse das Pflegegeld kürzen oder sogar vollständig entziehen (▶ Kap. 2.2).

Beratung für Pflegegeldempfänger

10 Handlungsfelder der Kompetenzförderung pflegender Angehöriger

Vorteile der Pflichtberatung

Eher selten wird auf zwei entscheidende Vorteile der Pflichtberatung hingewiesen: Zum einen eröffnet sich damit die Chance, Angehörige und Pflegebedürftige zu beraten, die ansonsten nur schwer zu erreichen sind. Da die überwiegende Mehrheit der Familien weder Hilfe durch einen ambulanten Pflegedienst noch sonstige professionelle Unterstützung (wie z. B. den Besuch eines Pflegekurses) in Anspruch nimmt, wären sie ohne diese Beratung völlig auf sich allein gestellt. Zum anderen liegt ein weiterer Vorteil für die Familien im zugehenden Charakter der Beratung.

Unterschiedliche Qualität der Beratung

Mit der Durchführung der Beratungseinsätze werden in aller Regel ambulante Pflegedienste beauftragt. Die Ausgestaltung der Besuche bleibt im Wesentlichen ihnen überlassen, die Qualität der Beratung ist somit vom Engagement des jeweiligen Pflegedienstes und seiner Mitarbeiter*innen abhängig (Büscher et al. 2010). Während die einen über ausgearbeitete Beratungskonzepte verfügen, zeigen andere eine eher unsystematische Vorgehensweise. Hilfreich ist eine Orientierung an den Empfehlungen des GKV-Spitzenverbandes (2019) mit Hinweisen zur Struktur-, Prozess- und Ergebnisqualität der Besuche. Ungünstig ist die nach wie vor nicht kostendeckende Vergütung, die den zeitlichen Umfang der Einsätze begrenzt.

Trotz der offenkundigen Schwächen stellen die Beratungseinsätze ein interessantes Betätigungsfeld der Pflegeberatung dar. Durch entsprechende Modifizierung (z. B. Pflicht zur qualitätsgesicherten und konzeptgeleiteten Vorgehensweise, höhere Vergütung) könnten sie einen wertvollen Baustein der Angehörigenunterstützung darstellen.

Hinweis

Beratungseinsätze nach § 37 (3) SGB XI bieten die ideale Möglichkeit, um pflegende Angehörige auf weitere Schulungsangebote aufmerksam zu machen! Gerade bei diesen Besuchen werden oftmals Probleme und Defizite sichtbar, die durch eine häusliche Einzelschulung oder einen Pflegekurs bearbeitet werden können.

10.4 Pflegekurse

Gesetzliche Verpflichtung der Pflegekassen

Nach dem Pflegeversicherungsgesetz sind die Pflegekassen dazu verpflichtet, unentgeltlich Pflegekurse für Angehörige und Ehrenamtliche anzubieten (▶ Kap. 2.2). Die Pflegekassen führen die Kurse entweder in Eigenregie durch oder beauftragen ambulante Pflegedienste, gelegentlich auch Volkshochschulen oder Bildungsvereine, mit der Durchführung. Beide Parteien schließen eine Vereinbarung, welche die Umsetzung regelt. Der Vertrag enthält Aussagen zu den Zielsetzungen und Inhalten der Kurse, zu den Voraussetzungen der Leistungserbringung, den Maßnahmen der Qualitätssicherung sowie den Vergütungssätzen.

Obwohl es sich bei den Pflegekursen also um ein kostenloses Angebot handelt, nehmen – wie bereits an anderer Stelle erwähnt – nur wenige pflegende Angehörige an einem solchen Kurs teil. Einer der wesentlichen Gründe dafür wird in mangelnder Öffentlichkeitsarbeit gesehen, denn häufig werden Angehörige nur durch Zufall auf das Angebot aufmerksam (Dörpinghaus & Weidner 2006). Weitere Gründe könnten darin liegen, dass es an einer bedarfsgerechten Gestaltung fehlt oder Kurse nicht zeitnah angeboten werden, wenn Angehörige dringend einen Kurs benötigen.

Geringe Inanspruchnahme der Pflegekurse

Das Spektrum der Teilnehmenden – so die Untersuchung von Dörpinghaus & Weidner (2006) – zeigt sich oftmals sehr heterogen: Während ein Teil der Angehörigen erst seit kurzem mit der Pflege befasst ist, pflegen andere bereits jahrelang. Einige Teilnehmende pflegen (noch) niemanden, sie absolvieren den Kurs vorsorglich. Wiederum andere nutzen das Angebot als berufliche Qualifizierungsmaßnahme, beispielsweise um eine Tätigkeit im Freiwilligendienst, in der ambulanten Pflege oder einem Pflegeheim ausüben zu können. Daneben gibt es auch Teilnehmende, die einen Pflegekurs absolvieren, nachdem der Pflegebedürftige bereits verstorben ist. Angesichts dieser Vielfalt lässt sich unschwer nachvollziehen, dass es nahezu unmöglich ist, Interessen und Wünsche Einzelner angemessen zu berücksichtigen. Gleichwohl zeigt sich die Mehrheit der Teilnehmenden von Pflegekursen sehr zufrieden mit dem Angebot (ebd.), möglicherweise ein Zeichen für die Bescheidenheit und geringe Erwartungshaltung pflegender Angehöriger im Hinblick auf Unterstützungsangebote.

Profil der Kursteilnehmer

10.5 Häusliche Einzelschulungen

Ein nach wie vor wenig verbreitetes Handlungsfeld der Kompetenzförderung pflegender Angehöriger sind die Einzelschulungen im häuslichen Umfeld nach § 45 SGB XI. Dabei liegen ihre Vorteile auf der Hand:

Vorteile häuslicher Schulungen

- Die Schulungsinhalte können auf die persönliche Situation der pflegebedürftigen Person und ihrer Angehörigen abgestimmt werden.
- Es kann auf individuelle Bedürfnisse eingegangen werden.
- Die Schulung erfolgt unter Berücksichtigung der Gegebenheiten des jeweiligen Wohnumfelds.
- Der Einsatz von Hilfsmitteln kann vor Ort erprobt werden; eventueller Hilfsmittelbedarf wird sichtbar.
- Problem- und Belastungssituationen können erkannt und gemeinsam Bewältigungsstrategien erarbeitet werden.

Breite Themenpalette häuslicher Schulungen

Häusliche Einzelschulungen können zu zahlreichen Themen angeboten werden. Allein die Nationalen Expertenstandards eröffnen vielfältige Möglichkeiten der Schulung und Beratung von Angehörigen, z. B. zur Sturzprophylaxe, Dekubitusprophylaxe, Kontinenzförderung, Wundversorgung oder zum Schmerzmanagement. Das für viele Angehörige so belastende Krankheitsbild der Demenz bei einem Pflegebedürftigen bietet ebenfalls ein breites Beratungsfeld. Und schließlich gibt es noch eine Vielzahl weiterer Themen wie Lagerungs- und Transfertechniken, Umgang mit Hilfsmitteln, Ernährung des Pflegebedürftigen, Pflege bei bestimmten Krankheitsbildern usw.

Handlungsfeld für ambulante Pflegedienste

Ambulante Pflegedienste können über eine entsprechende vertragliche Vereinbarung mit der Pflegekasse zur Durchführung häuslicher Schulungen das Spektrum ihrer Leistungen ausweiten und ergänzen. Für die pflegenden Angehörigen ist das Angebot ebenso wie die Pflegekurse kostenfrei. Günstig ist es, wenn ambulante Pflegedienste sowohl Pflegekurse als auch häusliche Einzelschulungen durchführen, da für etliche pflegende Angehörige u. U. eine Kombination beider Angebote sinnvoll ist (zur Durchführung von Pflegekursen ▶ Kap. 6).

10.6 Beratungsstellen und Pflegestützpunkte

Beratungsstellen als neues Handlungsfeld für die professionelle Pflege

Handlungsfelder der Angehörigenberatung finden sich auch in verschiedenen Beratungseinrichtungen, wie Beratungsstellen der kommunalen Altenhilfe (Pflege- und Seniorenberatungsstellen), Beratungsstellen freigemeinnütziger Träger, Pflegestützpunkte, Koordinierungsstellen oder Demenz-Beratungsstellen. Bislang kommen Mitarbeiter*innen dieser Einrichtungen häufig aus dem Bereich der Sozialarbeit; mit zunehmender Qualifizierung der professionellen Pflege für den Beratungsbereich könnte sich diese Situation ändern.

Aufgaben der Pflegeberatung

Ein wichtiger Arbeitsbereich für Pflegefachpersonen hat sich mit der gesetzlich eingeführten Pflegeberatung und der Einrichtung von Pflegestützpunkten ergeben (▶ Kap. 2.2). Die inzwischen langjährigen Erfahrungen zeigen, dass es häufig die Angehörigen sind, die Anfragen an die Pflegestützpunkte richten (GKV-Spitzenverband 2020b; Michell-Auli et al. 2008). Zu den Aufgaben der dort zu leistenden Pflegeberatung gehören die Unterstützung von Pflegebedürftigen und ihren Angehörigen bei der Auswahl und Inanspruchnahme von Sozialleistungen und sonstigen Hilfsangeboten sowie bei Bedarf die Unterstützung durch ein individuelles Fallmanagement (▶ Kap. 10.7). Ziel ist es, die Versorgungssituation der Pflegebedürftigen zu verbessern, Angehörige zu entlasten und damit die häusliche Pflege zu stärken. Umzüge in Pflegeheime sollen dadurch hinausgezögert oder ganz vermieden werden. Angesichts eines solch umfassenden Verständnisses von Beratung, welches auch Case Management einschließt, erscheint die Bezeichnung »Pflegeberatung« allerdings möglicherweise missverständlich.

10.7 Case Management

Verstärkte Aufmerksamkeit im bundesdeutschen Gesundheitswesen gewinnt seit einigen Jahren die Methode des Case Managements. Dabei handelt es sich um eine Form der individuellen Begleitung von Klienten für die (gesamte) Zeit des Krankheits- und Versorgungsgeschehens und über Sektorengrenzen hinweg:

Individuelle Begleitung bei komplexen Problemlagen

> **Definition Case Management**
>
> »Case Management ist eine auf den Einzelfall ausgerichtete diskrete, d. h. von unterschiedlichen Personen und in diversen Settings anwendbare Methode zur Realisierung von Patientenorientierung und Patientenpartizipation sowie Ergebnisorientierung in komplexen und hochgradig arbeitsteiligen Sozial- und Gesundheitssystemen«
> (Ewers & Schaeffer 2005, S. 8).

Eine der Zielgruppen von Case Management sind ältere, chronisch kranke und pflegebedürftige Menschen. Für sie ist es häufig besonders schwer, sich im Gesundheits- und Versorgungssystem zurecht zu finden und eine adäquate Versorgung sicherzustellen. Aber auch Familien mit einem frühgeborenen Kind, behinderte oder palliativ pflegerisch zu versorgende Menschen können zu den Zielgruppen von Case Management gehören. Voraussetzung für ein Case Management ist eine komplexe Problemlage des Klienten, wie beispielsweise ein hoher Versorgungsbedarf, eine Beteiligung mehrerer professioneller Helfer und die Notwendigkeit einer Koordination der Akteure.

Zielgruppen und Arbeitsfelder im Case Management

Case Management kann wertvolle Unterstützung in Form einer individuellen Fallbegleitung leisten, bestehend aus den Phasen Assessment, Hilfeplanung, Implementierung, Monitoring und Evaluation. Dabei wird der Klient immer in Verbindung mit seinem sozialen Netz gesehen, d. h. auch Angehörige werden beraten und unterstützt sowie in die Hilfeplanung mit einbezogen. Arbeitsfelder für Case Management finden sich bislang in Beratungsstellen und Pflegestützpunkten, Krankenhäusern und Rehabilitationseinrichtungen sowie bei Kostenträgern, wie den gesetzlichen und privaten Kranken- und Pflegekassen. In Zukunft dürfte sich die Bedeutung dieses Handlungsfelds erheblich erhöhen.

Zunehmende Bedeutung von Case Management

10.8 Patienteninformationszentren

Die Entstehung von Patienteninformationszentren in Deutschland ist eine recht junge Entwicklung im hiesigen Gesundheitswesen. Die ersten Zentren

Vorbild USA

gingen Ende der 1990er Jahre an den Start (Abt-Zegelin 2007). Orientiert an US-amerikanischen Vorbildern wird in diesen – vorwiegend an Krankenhäusern implementierten Einrichtungen – Information, Schulung und Beratung für Patient*innen und Angehörige angeboten. Im Mittelpunkt steht eine multimediale Bibliothek, in der Betroffene mit oder ohne Hilfe gesundheitsrelevante Informationen recherchieren können. Ferner werden individuelle Schulungen und Beratungen zu pflegebezogenen Themen angeboten. In fast allen Zentren finden zudem Programme zur Gesundheitsförderung statt.

Anlaufstelle für Patienten und Angehörige

Die verantwortliche Leitung der Patienteninformationszentren in Deutschland liegt ebenso wie in den USA in den Händen von Pflegefachpersonen. Neben der erforderlichen Fachkompetenz benötigen sie pädagogische Qualifikationen, eine hohe Sozialkompetenz sowie gute EDV-Kenntnisse. Wenn auch noch nicht von einer flächendeckenden Verbreitung dieser Einrichtungen gesprochen werden kann, so bieten sie doch ein interessantes Handlungsfeld für die professionelle Pflege. Für Patient*innen und Angehörige, für die sich während eines Krankenhausaufenthaltes oftmals eine Reihe von Fragen ergeben, stellen die Zentren eine wichtige Anlaufstelle dar.

10.9 Pflegegeleitete Entscheidungsberatung

Entscheidungsberatung als neues Handlungsfeld

Die pflegegeleitete Entscheidungsfindung ist ein noch neues Handlungsfeld in der Beratung von Angehörigen. Pflegefachpersonen kann in diesem Bereich jedoch eine bedeutsame Rolle zukommen, wenn Angehörige vor schwierigen Entscheidungen stehen: Kann und will ich die Pflege meiner Eltern überhaupt übernehmen? Ist eine häusliche Versorgung meines an Demenz erkrankten Ehemanns überhaupt noch länger möglich oder muss die Aufnahme in einem Pflegeheim erwogen werden? Soll ein Familienmitglied, welches am Lebensende die Nahrungsaufnahme verweigert, eine PEG-Sonde erhalten? Solche und andere Entscheidungen sind schwer zu fällen und stürzen Angehörige nicht selten in innere Konflikte.

Enscheidungshilfen

Eine Möglichkeit der Unterstützung bei derartigen Entscheidungskonflikten ist das sogenannte »Decision Coaching« oder die pflegegeleitete Entscheidungsberatung (Mertin & Müller 2021). Hierbei handelt es sich um eine Intervention zur Unterstützung einer informierten und partizipativen Entscheidungsfindung. Im Rahmen eines strukturierten Verfahrens werden die individuellen Bedürfnisse, Präferenzen, Werte und Überzeugungen geklärt. Wertvolle Unterstützung leisten begleitende Informationsmaterialien, die »Entscheidungshilfen«. Vom Institut für Qualität und Wirtschaftlichkeit im Gesundheitswesen (IQWiG) wurden verschiedene Formulare zum Ausfüllen für Menschen entwickelt, die vor schwierigen Entscheidungen stehen. Diese Entscheidungshilfen soll ihnen in Vorbereitung auf ein Beratungsgespräch helfen, sich über ihre persönlichen Bedürfnisse klar zu werden und die nächsten Schritte zu planen. Eine allgemeine Entscheidungshilfe, die in vielen Situationen eingesetzt werden kann – auch in der Pflegeberatung –, findet sich auf der vom IQWiG betriebenen Homepage www.gesundheitsinformation.de.

> **Tipp**
>
> Bei schwierigen ethischen Fragestellungen für Angehörige von Menschen mit Demenz hält die Deutsche Alzheimer Gesellschaft auf ihrer Website (www.deutsche-alzheimer.de) eine Reihe von Empfehlungen bereit, die für eine Entscheidungsfindung genutzt werden können, beispielsweise »Empfehlungen zum Einsatz einer Magensonde bei Menschen mit Demenz«, »Empfehlungen zum Umgang mit Schuldgefühlen von Angehörigen bei der Betreuung und Pflege von Demenzkranken« oder »Empfehlungen zum Umgang mit Gefährdung bei Demenz«.

Zusammenfassung

In den letzten Jahrzehnten sind eine Reihe von Handlungsfeldern in der Angehörigenberatung und -schulung entstanden. Welche Bedeutung sie für die professionelle Pflege in Zukunft haben werden, wird wesentlich davon abhängen, ob Pflegende diese Herausforderung annehmen und in welcher Weise sie sie ausgestalten.

11 Schlüsselqualifikationen beruflicher Handlungskompetenz

Die Übernahme von Tätigkeiten im Bereich der Information, Schulung und Beratung pflegender Angehöriger bedarf einer pädagogischen Qualifizierung, über die Pflegefachpersonen zwar aufgrund ihrer Ausbildung oder ihres Studiums in gewisser Weise verfügen, die für eine hauptberufliche Täigkeit jedoch oftmals nicht ausreicht. Im Folgenden soll zunächst ein Überblick über die erforderlichen Kompetenzen gegeben werden und im Anschluss daran Möglichkeiten der (Weiter-)Qualifizierung aufgezeigt werden.

11.1 Qualifikationsprofil

Schlüsselkompetenzen — Die für das Arbeitsfeld der Information, Schulung und Beratung pflegender Angehöriger erforderlichen beruflichen Handlungskompetenzen werden im Folgenden in die vier Bereiche der *fachlichen, methodischen, sozialen und personalen Kompetenzen* aufgeschlüsselt. Die Bereiche hängen eng miteinander zusammen und überlappen sich teilweise, sollen aber aus didaktischen Gründen an dieser Stelle getrennt behandelt werden. Erweitert wird das Qualifikationsprofil ferner um den Bereich der *Systemkompetenz*.

11.1.1 Fachkompetenz

Pflegerisches Wissen — Spezifisches Fachwissen, d. h. pflegerische Kenntnisse und Fertigkeiten, gehört zu den Grundvoraussetzungen, um im Handlungsfeld pflegebezogener Information, Schulung und Beratung tätig werden zu können. Dieses Fachwissen sollte stets auf dem aktuellen Stand pflegewissenschaftlicher Erkenntnisse beruhen. Über die Ausbildung hinaus bedarf es des lebenslangen Lernens, u. a. durch Lesen von Fachzeitschriften, Absolvierung von Fort- und Weiterbildungen, Besuch von Kongressen und Messen. Pflegefachpersonen sollten auch in der Lage sein, eine qualifizierte Literaturrecherche zu bestimmten Themen durchzuführen.

Pädagogische Fachkenntnisse — In Ergänzung zum pflegerischen Wissen müssen Fachkenntnisse über die fundierte Durchführung pädagogischer Interventionen vorhanden sein. Konkret gehören zur Fachkompetenz folgende Bausteine (vgl. Hummel-Gaatz & Doll 2007a, S. 51 f.):

- Fachkenntnisse zu allen beratungs- und anleitungsrelevanten Pflegephänomenen, -diagnosen und -themen,
- Kenntnisse zur Doppelrolle von Bezugspersonen (Belastungen, Ressourcen) und ihre Einbeziehung in den Beratungsprozess,
- Kenntnis von Beratungs- und Anleitungsmodellen und -strukturen für die Pflege,
- Kenntnisse zur Feststellung von Anleitungsbedarf, Lernvoraussetzungen und Motivation,
- Verständnis von Anleitung als individuell strukturierter Lern- und Trainingsprozess,
- Kenntnis unterschiedlicher Beratungskonzepte,
- Verständnis von Beratung als Problemlösungs- und Beziehungsprozess,
- Verständnis von Beratung und Anleitung als Aufgabenfeld der Pflege,
- Kenntnis von Feedback-Regeln,
- Kenntnis von Kommunikationstheorien und -regeln,
- Kenntnis von Beratungs- und Anleitungsmethoden,
- Wissen um Wahrnehmungsprozesse,
- Kenntnisse der fachlichen Grundlagen von Pflegehandlungen,
- Kenntnisse über Standards (z. B. Schmerzmanagement, Sturzprophylaxe, Entlassungsmanagement etc.) und ihre Einbeziehung in Beratung und Anleitung,
- Kenntnis von Verfahren der Lernzielüberprüfung,
- Kenntnis von Evaluationsverfahren.

11.1.2 Methodenkompetenz

Unter Methodenkompetenz wird die Fähigkeit zur Gestaltung von Lernprozessen mit Hilfe bestimmter Lern- und Arbeitsmethoden verstanden. Dazu gehören u. a. Planungsfähigkeit, Präsentations- und Moderationsfähigkeiten und Problemlösungskompetenzen. Getrennt für die Bereiche der Beratung und Anleitung/Schulung beschreiben Hummel-Gaatz & Doll (2007a, vgl. S. 52 f.) folgende Bausteine der Methodenkompetenz:

Gestaltung von Lernprozessen

Beratung

- Fähigkeit zur situationsgerechten und theoriegeleiteten Anwendung von Beratungsmodellen,
- alltagsnahe, situierte, geplante und strukturierte Gestaltung von Beratungsangeboten,
- bedarfs- und bedürfnisorientierte Ausgestaltung von Beratungsprozessen,
- situationsgerechte Gestaltung der Kontaktaufnahme und Aufbau einer vertrauensvollen Beziehung,
- Erkennen expliziter und impliziter Beratungsanlässe (Bedarf und Bedürfnisse),
- analytisches bzw. pflegediagnostisches Denken,
- Fähigkeit zur Differenzierung und Strukturierung komplexer Probleme,

- Identifizierung von Ressourcen des Individuums und des Systems,
- Anwendung unterschiedlicher Formen der Gesprächsführung,
- Orientierung des Beratungsverhaltens an den Gefühlen, Bedürfnissen und Kompetenzen der Patient*innen und Angehörigen,
- Eingehen auf Gefühle und Widerstände der Patient*innen und Bezugspersonen, Ermöglichung einer Auseinandersetzung mit diesen,
- Gestaltung von Nähe und Distanz innerhalb der professionellen Beratungsbeziehung,
- Fähigkeit zum Aufbau einer wertschätzenden, empathischen und kongruenten Beziehung,
- Einbeziehung von Emotionen in die Gesprächsführung,
- Anwendung von Beratungstechniken,
- Aushandlung von Beratungszielen gemeinsam mit Patient*innen und Bezugspersonen,
- gemeinsame Entwicklung von Lösungsmöglichkeiten,
- Unterstützung bei der Entscheidungsfindung,
- Motivierung der Patient*innen und der Angehörigen zur Übernahme von Eigenverantwortung und Selbstständigkeit,
- Informationen zu Lösungsvarianten,
- Integration von Informations- und Anschauungsmaterial in den Beratungsprozess,
- Erkennen von Anzeichen einer Überforderung bei den Bezugspersonen, Ermutigung zur Einhaltung von Grenzen und Aufzeigen von Hilfsangeboten,
- retrospektive Reflexion und Bewertung des Beratungsprozesses (Evaluation),
- Beendigung des Beratungsprozesses und Treffen von Vereinbarungen,
- Dokumentation des Beratungsprozesses und der Vereinbarungen mit Patient*innen und Bezugspersonen.

Anleitung/Schulung

- Erhebung von Lernvoraussetzungen und Motivation der Patient*innen und Bezugspersonen zum Erlernen von Fertigkeiten,
- Aushandlung und Planung von Lernzielen gemeinsam mit Patient*innen und Bezugspersonen,
- Berücksichtigung institutioneller und struktureller Rahmenbedingungen bei der Anleitungsplanung,
- Dokumentation der geplanten Anleitungsschritte,
- sichere Handhabung von Pflegeutensilien bei der Anleitung,
- Durchführung der Anleitung in vorstrukturierten Schritten: demonstrieren, nachmachen lassen, üben und vertiefen,
- Demonstration und Erklärung der Handlungsschritte,
- Beobachtung der Lernschritte und regelmäßiges Feedback,
- Auswahl eines geeigneten Sprachniveaus für Patient*innen und Angehörige,
- Zulassen und Beantworten von Fragen,

- Kontrolle der Lernziele, Geben von Feedback, Festlegung weiterer Übungsschritte,
- Dokumentation der Anleitungsschritte und gelernten Fertigkeiten.

11.1.3 Sozialkompetenz

Wie in vielen anderen Berufsfeldern auch, ist die Tätigkeit in der Pflege stark von der Kommunikations- und Interaktionsfähigkeit ihrer Mitglieder geprägt. Immer wichtiger werden daher die so genannten »Soft Skills« (die »weichen Fähigkeiten«), die neben der Fachkompetenz den beruflichen Erfolg mitbestimmen. Eine der zentralen Soft Skills ist die Sozialkompetenz, d. h. die Fähigkeit zur Gestaltung von Interaktions- und Beziehungsprozessen. Dazu gehören (vgl. Hummel-Gaatz & Doll 2007a, S. 53 f.):

Bedeutung der Soft Skills

- die Wahrnehmung und Akzeptanz von Patient*innen und Bezugspersonen in ihrem biografischen und lebensweltlichen Kontext,
- die Anerkennung von Patient*innen und Bezugspersonen als gleichwertige Partner und Experten für ihr Leben,
- die Einbeziehung der Familien- und Gruppendynamik in den Beratungs- und Anleitungsprozess,
- das Verständnis für systemische Zusammenhänge.

11.1.4 Personale Kompetenz

Ebenfalls zu den Soft Skills gehört die personale oder persönliche Kompetenz. Hier geht es um Fähigkeiten, die primär auf die eigene Person gerichtet sind, wie Selbstwahrnehmung, Selbstsicherheit oder Reflexionsfähigkeit. Für das Handlungsfeld der Schulung und Beratung bedeutet dies (vgl. Hummel-Gaatz & Doll 2007a, S. 54 f.):

Eigene Stärken

- die Fähigkeit zur Reflexion des eigenen Menschenbilds und des eigenen Pflege-, Gesundheits- und Beratungsverständnisses,
- die Fähigkeit zur Reflexion der eigenen Kompetenzen und Grenzen, des Selbst- und Fremdbilds,
- das Erkennen eigener Deutungsmuster und Emotionen, z. B. Ängste,
- die Reflexion der eigenen Anleiter- und Beraterrolle, die Reflexion des eigenen Verhaltens in der Anleitung und Beratung,
- die Entwicklung einer Grundhaltung für Beratung und Anleitung: Akzeptanz, Wertschätzung, Kongruenz und Geduld,
- das Erkennen und Aushalten oder Lösen von Konflikten,
- das Einlassen auf die Emotionen der Patient*innen und Bezugspersonen,
- die Entwicklung von Empathie für die Situation und Gefühle der Patient*innen und Bezugspersonen,
- die Entwicklung von Frustrations- und Ambiguitätstoleranz (das Ertragenkönnen von Mehrdeutigkeit in der Wahrnehmung), um mit dem Spannungsfeld divergierender Erwartungen umzugehen,

- die Reflexion ethischer Normen und die Entwicklung eigener Wertvorstellungen,
- das Verständnis für die Notwendigkeit des lebenslangen Lernens im Erwerb von Beratungskompetenz,
- die Reflexion der eigenen Emotionen, Kompetenzen und Grenzen.

11.1.5 Systemkompetenz

Komplexität des Gesundheitssystems

Der Bereich der Systemkompetenz soll an dieser Stelle aufgrund seiner Bedeutung für das Handlungsfeld der Angehörigenarbeit separat behandelt werden, obwohl eine Verortung teilweise in den Bereichen der Fachkompetenz und Sozialkompetenz möglich wäre. Mit System ist hier das bundesdeutsche Gesundheits- und Sozialsystem gemeint, welches aufgrund seiner vielfältigen Verzweigungen eine Nutzung häufig erschwert (Schaeffer 2004). Nicht selten stehen Patient*innen und Angehörige orientierungslos im »Dschungel« des Hilfesystems und suchen vergeblich nach Informationen oder dem richtigen Ansprechpartner: Wo gibt es Kurzzeitpflegeeinrichtungen, die auf die Pflege von Menschen mit Demenz spezialisiert sind? Existiert in der Region ein Angehörigengesprächskreis oder ein ehrenamtlicher Besuchsdienst? Wer hilft, wenn es um Fragen der pflegegerechten Wohnraumgestaltung geht? Welche Anbieter liefern Essen auf Rädern?

Wegweiser-Funktion

Nicht selten werden solche und ähnliche Fragen an professionell Pflegende gerichtet, häufig spontan und aus einer Pflegesituation heraus. Zum beruflichen Selbstverständnis sollte es gehören, derartige Fragen kompetent beantworten zu können oder zumindest Hilfestellung auf dem Weg zu einer Antwort geben zu können. Dies bedeutet, dass Pflegefachpersonen sich im regionalen Netzwerk mit seinem vorhandenen Hilfeangebot auskennen und um Zugangswege wie die Folgenden wissen sollten:

- ambulante Pflegedienste,
- stationäre Pflegeeinrichtungen,
- Kurzzeitpflegeeinrichtungen,
- Möglichkeiten der Tagespflege,
- Selbsthilfegruppen und Angehörigengesprächskreise,
- ehrenamtliche Dienste,
- Hospizvereine,
- Pflegeberatungsstellen,
- Wohnberatungsstellen,
- Mahlzeitendienste,
- Hausnotrufanbieter,
- usw.

Kenntnisse im Sozialrecht

Zur Systemkompetenz gehört auch eine gewisse Kenntnis sozialrechtlicher Belange bzgl. der Implementierung und Finanzierung von Hilfen. Zweifelsohne kann nicht erwartet werden, dass Pflegefachkräfte angesichts der nahezu unüberschaubaren Vielzahl gesetzlicher Regelungen jede Einzelheit im Detail kennen. Wichtige und häufig vorkommende Regelungen, mit denen pflegende Angehörige konfrontiert werden, sollten jedoch bekannt sein, wie z. B.:

- Kenntnis über das Verfahren zur Beantragung von Leistungen aus der Pflegeversicherung,
- Wissen um den Ablauf einer Begutachtung zur Feststellung von Pflegebedürftigkeit durch den Medizinischen Dienst der Krankenversicherung (MDK),
- Modalitäten eines Widerspruchs gegen die Pflegeeinstufung,
- Voraussetzungen für einen Erhalt von Leistungen der Kurzzeit- oder Verhinderungspflege,
- Verfahren zur Beantragung eines Zuschusses von der Pflegekasse zur pflegegerechten Umgestaltung der Wohnung,
- Wissen um geeignete Hilfsmittel und das Verfahren ihrer Beantragung.

Diese Kenntnisse können zum Teil im Selbststudium durch aufmerksames Verfolgen gesetzlicher Neuregelungen und das Lesen von Fachzeitschriften erworben werden. Berufsverbände, wie der Deutsche Berufsverband für Pflegeberufe (DBfK), führen Seminare zum Sozialrecht durch. Ferner werden in verschiedenen Studiengängen und Weiterbildungen, wie z. B. in Case Management-Weiterbildungen, sozialrechtliche Kenntnisse vermittelt. *Bereitschaft zum regelmäßigen Selbststudium erforderlich*

Dort, wo Pflegende hauptberuflich im Feld der Beratung tätig sind, beispielsweise im Entlassungsmanagement eines Krankenhauses oder in einem Pflegestützpunkt, bedarf es noch weitergehender Systemkompetenz, nämlich der Fähigkeit zur Netzwerkarbeit in Form von: *Netzwerk-Kompetenzen*

- Kommunikation und Kooperation mit anderen Berufsgruppen,
- Förderung der Vernetzung aller relevanten Akteure auf der Systemebene,
- Aufbau eines Unterstützungsnetzwerks für Patient*innen und Angehörige,
- Versorgungssteuerung und -überwachung,
- Gestaltung von Aushandlungsprozessen mit Leistungserbringern oder Kostenträgern.

Wie sichtbar geworden ist, bedarf es vielfältiger Kompetenzen im Handlungsfeld der pflegebezogenen Information, Schulung und Beratung von Patient*innen und Angehörigen. Welche Qualifikationsanforderungen von Seiten der Kostenträger bestehen und welche Möglichkeiten der Qualifikation vorhanden sind, soll abschließend näher betrachtet werden. *Notwendigkeit vielfältiger Kompetenzen*

11.2 Qualifikationsanforderungen der Kostenträger

Anforderungen von Kostenträgern an die Qualifikation von Pflegefachpersonen bestehen zum einen im Zusammenhang mit der Durchführung von Pflegekursen und häuslichen Einzelschulungen, zum anderen im Hinblick auf die Tätigkeit in der Pflegeberatung.

Anforderungen bei Pflegekursen und Einzelschulungen

Bei Pflegekursen und Einzelschulungen werden in den Rahmenvereinbarungen in aller Regel folgende Erwartungen an das durchführende Personal gerichtet:

- Die Leistungserbringung erfolgt ausschließlich durch examinierte Pflegefachpersonen.
- Diese verfügen über mindestens zwei Jahre Berufserfahrung sowie Kenntnisse in der häuslichen Pflege.
- Ferner bedarf es einer pädagogischen Zusatzqualifikation.
- Die Pflegefachpersonen haben sich durch kontinuierliche Weiterbildung auf dem aktuellen Stand der medizinisch-pflegerischen Erkenntnisse zu halten.

Anforderungen an die Pflegeberatung in Pflegestützpunkten

Auch im Hinblick auf die gesetzliche Verpflichtung der Pflegekassen zur Beratung ihrer pflegebedürftigen Versicherten gibt es bestimmte Erwartungen an die Qualifikation der Pflegeberaterinnen und -berater (GKV-Spitzenverband 2018). Voraussetzung ist eine abgeschlossene Berufsausbildung in der Pflege. Aber auch Sozialversicherungsfachangestellte sowie Absolvent*innen eines abgeschlossenen Studiums der Sozialen Arbeit oder Personen aus anderen geeigneten Berufen (z. B. Heil- oder Sozialpädagog*innen) können tätig werden. Ergänzend zur beruflichen Grundqualifikation müssen eine Weiterbildung sowie ein Pflegepraktikum absolviert werden. Die Weiterbildung gliedert sich in die Module Pflegefachwissen (100 Stunden), Case Management (170 Stunden) und Recht (130 Stunden). Das Pflegepraktikum umfasst eine Dauer von neun Tagen und kann in verschiedenen Einrichtungen (Pflegedienst, teil- und vollstationäre Pflegeeinrichtungen, SAPV-Team, Hospizdienste, Hospize) absolviert werden.

11.3 Qualifizierungsmöglichkeiten

Berufliche Ausbildung und primärqualifizierende Studiengänge

Obwohl die Aufgaben der Beratung, Anleitung und Schulung seit vielen Jahren in den Ausbildungsgesetzen der Pflege verankert sind, (► Kap. 2.1), wird in etlichen Ausbildungsstätten dieser Thematik noch nicht die gebührende Aufmerksamkeit geschenkt. Im Gegensatz zur traditionellen

Ausbildung an Berufsfach- bzw. Krankenpflegeschulen steht bei den primärqualifizierenden Bachelorstudiengängen in der Pflege die Qualifizierung für edukative Tätigkeiten deutlich stärker im Mittelpunkt. Hier bildet der Erwerb der oben genannten Kompetenzen (▶ Kap. 11.1) oftmals einen wesentlichen Bestandteil des Curriculums.

Wer sich näher mit dem Handlungsfeld der Information, Schulung und Beratung von Patient*innen und Angehörigen befassen möchte, dem bieten sich verschiedene Möglichkeiten einer Nachqualifizierung:

Nachqualifizierung

- *Pflegeberater*innenweiterbildung:* Hier weist die Bildungslandschaft ein breites Spektrum an Lehrgängen mit einer Dauer von drei Tagen bis hin zu mehrwöchigen Veranstaltungen mit einem Umfang von mehr als 400 Stunden auf. Es empfiehlt sich in jedem Fall, einen Vergleich anzustellen und die Qualität der jeweiligen Angebote gründlich zu prüfen. Wer sich für die Ausübung einer Tätigkeit in einem Pflegestützpunkt interessiert, sollte eine Weiterbildung wählen, die den Mindestanforderungen der Kostenträger entspricht (GKV-Spitzenverband 2018; ▶ Kap. 11.2).
- *Weiterbildung und Studium zu Pflegeexpert*innen:* In den vergangenen Jahren wurden etliche Weiterbildungen zu Pflegeexpert*innen geschaffen, wie z. B. Pflegeexpert*in für Menschen mit Herzinsuffizienz, für Menschen mit Brusterkrankungen (Breast Care Nurse), für Menschen mit Demenz oder für Kontinenzförderung. In allen Expert*innenausbildungen wird auch die Beratung von Angehörigen thematisiert. Allerdings empfiehlt sich auch hier eine genaue Prüfung des Angebots, da Stundenumfang und Inhalte erheblich variieren können. Zudem ist die Bezeichnung nicht geschützt und wird zum Teil sehr beliebig verwendet. International handelt es sich bei Pflegeexpert*innen in Regel um Absolvent*innen von Masterstudiengängen im Bereich Advanced Practice Nursing. Auch in Deutschland gibt es inzwischen derartige Studiengänge.
- *Weiterbildung in der Familiengesundheitspflege:* Zu den Aufgaben in der Familiengesundheitspflege (Family Health Nursing) gehört die Beratung und Unterstützung von Familien in Fragen der Gesundheitsförderung und Prävention. Ein wichtiger Themenbereich der Weiterbildung befasst sich daher mit den Grundlagen der Beratung (Kommunikations- und Beratungsansätze, Problemlösungsstrategien etc.). Einen Überblick über Bildungseinrichtungen, die eine Qualifizierung zur Family Health Nurse anbieten, findet sich auf der Homepage des Kompetenzzentrums Familiengesundheitspflege (www.familiengesundheitspflege.de).
- *Case-Management-Weiterbildung:* Im Zuge der gesetzlichen Verpflichtung der Pflegekassen zur Pflegeberatung sowie der Einrichtung von Pflegestützpunkten finden derzeit Weiterbildungslehrgänge für das Case Management regen Zulauf. Themen wie Beratung und Fallverstehen gehören in aller Regel zu den Inhalten der Weiterbildung. Auch hier ist zu empfehlen, das Angebot gründlich zu prüfen. Die Weiterbildung sollte einen Stundenumfang von mindestens 210 Stunden aufweisen, entsprechend den Standards der Deutschen Gesellschaft für Care und Case Management (www.dgcc.de).

- *Studium der Berufspädagogik:* An verschiedenen Hochschulen besteht die Möglichkeit eines Studiums der Berufspädagogik. Hier werden schwerpunktmäßig pädagogische Kompetenzen für den Bildungs- und Ausbildungsbereich vermittelt. Die Regelstudienzeit liegt bei drei bis vier Jahren.
- *Studium mit Schwerpunkt Beratung:* Beraterische Qualifikationen können auch in eigens konzipierten Studienangeboten für die psychosoziale Beratung erworben werden. Zu den Studienschwerpunkten zählen u. a. die wissenschaftlichen Grundlagen der Beratung, Beratungskonzepte, Beratung bei spezifischen Problemlagen und die Beratungsevaluation.

Vielfalt an Qualifizierungsangeboten

Die verschiedenen Möglichkeiten zum Erwerb pädagogischer Kompetenzen (in die an dieser Stelle nur ein kurzer Einblick gegeben werden kann) sind jeweils mit einem unterschiedlichen Zeitaufwand und natürlich auch mit unterschiedlichen Kosten verbunden. Während einige Angebote Präsenz am Veranstaltungs- bzw. Studienort erfordern, sind andere als Fernlehrgang oder berufsbegleitendes Fernstudium mit regelmäßigen Präsenzphasen konzipiert.

Zusammenfassung

Die Ausübung von Tätigkeiten in der pflegebezogenen Schulung und Beratung bedarf neben der Fachkompetenz umfassender pädagogischer Kenntnisse und Fertigkeiten. Professionell Pflegende, die in diesen Bereichen tätig werden möchten, stehen verschiedene Möglichkeiten einer Nachqualifizierung zur Verfügung. Wenn auch die Vielfalt und Unübersichtlichkeit des Angebots einem gewissen »Wildwuchs« gleichkommt, so kann sie auf der anderen Seite als deutliches Zeichen einer wachsenden Bedeutung des Handlungsfelds für die Pflege gewertet werden.

12 Bedeutung für die Professionalisierung der Pflege

Bereits seit vielen Jahren gehören Aktivitäten der Schulung und Beratung in der US-amerikanischen Pflege zum Kernbestandteil professionellen Handelns (Müller-Mundt 2011). Schon im Jahr 1937 hieß es im Lehrplan der Nationalen Liga für Krankenpflegeausbildung in den USA: »Die Krankenschwester ist im Wesentlichen ein Lehrer und Gesundheitsbeauftragter, egal auf welchem Gebiet sie arbeitet« (Klug-Redman 1996, S. 1). Inzwischen kann die dortige Pflege auf eine lange Tradition sowohl in der Schulung und Beratung von Patient*innen und Angehörigen als auch in der Gesundheitsförderung, Prävention und gemeindebezogenen Gesundheitspflege zurückblicken. Edukative Aufgaben gehören zum Selbstverständnis der US-amerikanischen Pflege, die als Berufsgruppe von den anderen Professionen im Gesundheitssystem (z. B. Medizin- und Therapieberufe) als gleichberechtigtes Mitglied akzeptiert wird.

Blick in die USA

Während Pflege in den USA in erster Linie als eine Lehrtätigkeit begriffen wird (»Nursing is teaching«), beschränkt sie sich hierzulande immer noch weitgehend auf die Durchführung pflegepraktischer Tätigkeiten (»hands-on-nursing«). Allerdings hat auch in Deutschland eine Auseinandersetzung mit pädagogischen Aufgaben begonnen. Sichtbares Zeichen hierfür ist die Verankerung schulender und beratender Tätigkeiten als Aufgabe der Pflege in den Ausbildungsgesetzen der Pflege. Wesentliche Impulse gingen außerdem vom Gesetzgeber aus, der mit der Einführung der Pflegeversicherung Mitte der 1990er Jahre Handlungsfelder pflegebezogener Beratung und Schulung ins Leben rief. Nun liegt es an der Berufsgruppe der Pflegenden selbst, sie wahrzunehmen und zu gestalten. Aufgrund ihrer Nähe zu kranken und pflegebedürftigen Menschen und ihren Familien ist sie geradezu prädestiniert für die Übernahme dieser Aufgaben, um so zur Verbesserung der Versorgungssituation und Lebensqualität der Betroffenen und ihrer Angehörigen beizutragen. In der bislang eher schwachen Position der Pflege im Gesundheitswesen wird das entsprechende Potenzial jedoch noch nicht hinreichend ausgeschöpft. Um dies zu ändern, ist auf Seiten der Pflege ein grundlegender Wandel im Verständnis von der eigenen beruflichen Rolle erforderlich. Es bedarf einer Verlagerung vom verengten, körperbezogenen beruflichen Selbstverständnis hin zu einem breiteren Verständnis von Pflege, in dem beratende und anleitende Tätigkeiten einen zentralen Schwerpunkt bilden.

Situation in Deutschland

Die Kompetenzförderung pflegender Angehöriger mag an der einen oder anderen Stelle Ängste schüren, sich selbst »überflüssig« zu machen. Verkannt wird dabei, dass sich hiermit ein breites Handlungsfeld mit neuen Chancen

Zukunftsvision

und Entwicklungsperspektiven für die professionelle Pflege eröffnet: Angesichts veränderter gesellschaftlicher und ökonomischer Bedingungen sowie einer Zunahme chronisch kranker Menschen, die gleichwohl möglichst lange ein selbstbestimmtes und autonomes Leben führen möchten, wird sich die professionelle Pflege zukünftig stärker auf die Kompetenzförderung von Patient*innen und Familien konzentrieren müssen. Auch der sich abzeichnende Pflegenotstand erfordert es, Angehörige zu stärken und zu qualifizieren, da in Zukunft professionell Pflegende nicht mehr in hinreichender Zahl zur Verfügung stehen werden.

Indem die Pflege selbstbewusst diese Aufgabe wahrnimmt, wird sie wesentlich zu einer Stärkung der Position der Pflege im Gesundheitswesen und im Gefüge der Gesundheitsprofessionen beitragen. Neben dem nötigen Selbstbewusstsein bedarf es selbstverständlich auch einer entsprechenden Qualifizierung. Dem Vorbild anderer Länder folgend, ist auf Dauer eine akademische Ausbildung pflegerischer Berufe unumgänglich.

Anhang

Anlage: Häusliche-Pflege-Skala HPS (BSFC: Burden Scale for Family Caregivers) (▶ Kap. 1.2)

Quelle: Gräßel, Elmar (1997). Belastung und gesundheitliche Situation der Pflegenden. Querschnittuntersuchung zur häuslichen Pflege bei chronischem Hilfs- oder Pflegebedarf im Alter. Egelsbach u. a. Hänsel-Hohenhausen, 1. Auflage 1997. Letzte Validierung. Grau, Gräßel, Berth. The subjective burden of informal caregivers of persons with dementia: extended validation of the German language version of the Burden Scale for Family Caregivers (BSFC). Aging & Mental Health, 2015, Vol. 19(2), S. 159–168

Neu: Häusliche-Pflege-Skala HPS (BSFC: Burden Scale for Family Caregivers) in 20 europäischen Sprachen

Die valide Erfassung der Belastung pflegender Angehöriger ist damit europaweit mit dem gleichen Fragebogen möglich.

1. Hintergrund

Das Belastungserleben pflegender Angehöriger ist die bedeutendste Angehörigenvariable bei häuslicher Pflege eines chronisch kranken, pflegebedürftigen Menschen. Das Belastungsausmaß wirkt sich signifikant auf die psychische und physische Gesundheit der pflegenden Angehörigen aus; sogar die Mortalität pflegender Ehepartner wird davon beeinflusst. Es wirkt sich auf die Art des Umgangs des pflegenden Angehörigen mit der pflegebedürftigen Person aus und bestimmt den Zeitpunkt des Heimübertritts mit.

2. Häusliche-Pflege-Skala HPS

Zu den folgenden Aussagen bitten wir Sie um Angaben, die in Zusammenhang mit Ihrer <u>gegenwärtigen</u> Situation stehen. Mit gegenwärtiger Situation sind die Veränderungen bzw. ist die Erkrankung Ihres Angehörigen (evtl. Bekannten) gemeint.
Die nachfolgenden Aussagen beziehen sich oft auf die Art der Hilfeleistung, die Sie geben. Es kann sich dabei sowohl um Unterstützung, Betreuung oder Pflege handeln.
Kreuzen Sie zu jeder Aussage die Spalte an (rechts daneben), die für Sie am ehesten zutrifft. Beantworten Sie bitte jede Frage!

	stimmt genau	stimmt überwiegend	stimmt wenig	stimmt nicht
1. Ich fühle mich morgens ausgeschlafen.	☐	☐	☐	☐
2. Durch die Unterstützung/durch die Pflege hat die Zufriedenheit mit meinem Leben gelitten.	☐	☐	☐	☐
3. Ich fühle mich oft körperlich erschöpft.	☐	☐	☐	☐
4. Ich habe hin und wieder den Wunsch, aus meiner Situation »auszubrechen«.	☐	☐	☐	☐
5. Ich vermisse es, über die Unterstützung/ über die Pflege mit anderen sprechen zu können.	☐	☐	☐	☐
6. Mir bleibt genügend Zeit für meine eigenen Interessen und Bedürfnisse.	☐	☐	☐	☐
7. Ich fühle mich von dem/der Erkrankten manchmal ausgenützt.	☐	☐	☐	☐
8. Ich kann außerhalb der Situation, in der ich Hilfe leiste, abschalten.	☐	☐	☐	☐
9. Es fällt mir leicht, dem/der Erkrankten bei den notwendigen Dingen zu helfen (z. B. beim Waschen und Essen).	☐	☐	☐	☐
10. Ich empfinde mich manchmal nicht mehr richtig als »ich selbst«.	☐	☐	☐	☐
11. Die von mir geleistete Unterstützung/ Pflege wird von anderen entsprechend anerkannt.	☐	☐	☐	☐
12. Mein Lebensstandard hat sich durch die Unterstützung/durch die Pflege verringert.	☐	☐	☐	☐
13. Ich habe das Gefühl, dass mir Unterstützung zu leisten/die Pflege aufgedrängt wurde.	☐	☐	☐	☐

	stimmt genau	stimmt überwiegend	stimmt wenig	stimmt nicht
14. Die Wünsche des/der Erkrankten sind meiner Meinung nach angemessen.	☐	☐	☐	☐
15. Ich habe das Gefühl, die Unterstützung/ die Pflege »im Griff« zu haben.	☐	☐	☐	☐
16. Durch die Unterstützung/durch die Pflege wird meine Gesundheit angegriffen.	☐	☐	☐	☐
17. Ich kann mich noch von Herzen freuen.	☐	☐	☐	☐
18. Wegen der Unterstützung/wegen der Pflege musste ich Pläne für meine Zukunft aufgeben.	☐	☐	☐	☐
19. Es macht mir nichts aus, wenn Außenstehende die Situation des/der Erkrankten mitbekommen.	☐	☐	☐	☐
20. Die Unterstützung/die Pflege kostet viel von meiner eigenen Kraft.	☐	☐	☐	☐
21. Ich fühle mich »hin und her gerissen« zwischen den Anforderungen meiner Umgebung (z. B. Familie) und den Anforderungen durch die Unter-stützung/durch die Pflege.	☐	☐	☐	☐
22. Ich empfinde den Kontakt zu dem/der Erkrankten als gut.	☐	☐	☐	☐
23. Wegen der Unterstützung/wegen der Pflege gibt es Probleme mit anderen Familienangehörigen.	☐	☐	☐	☐
24. Ich habe das Gefühl, ich sollte mal wieder ausspannen.	☐	☐	☐	☐
25. Ich sorge mich aufgrund der Unterstützung, die ich leiste/aufgrund der Pflege um meine Zukunft.	☐	☐	☐	☐
26. Wegen der Unterstützung/wegen der Pflege leidet meine Beziehung zu Familienangehörigen, Verwandten, Freunden und Bekannten.	☐	☐	☐	☐
27. Das Schicksal des/der Erkrankten macht mich traurig.	☐	☐	☐	☐
28. Neben der Unterstützung/neben der Pflege kann ich meine sonstigen Aufgaben des täglichen Lebens meinen Vorstellungen entsprechend erledigen.	☐	☐	☐	☐

Vielen Dank!

3. Auswertung

Die Antworten auf die 28 Aussagen der HPS werden nach folgendem Schema mit Punkten bewertet:

a) Bei den Aussagen mit den Nummern
1, 6, 8, 9, 11, 14, 15, 17, 19, 22 und 28
ist die Bewertung wie folgt:

Antwort:	Punkte:
stimmt genau	0
stimmt überwiegend	1
stimmt wenig	2
stimmt nicht	3

b) Bei den restlichen Aussagen mit den Nummern
2, 3, 4, 5, 7, 10, 12, 13, 16, 18, 20, 21, 23, 24, 25, 26 und 27
ist die Bewertung genau umgekehrt:

Antwort:	Punkte:
stimmt genau	3
stimmt überwiegend	2
stimmt wenig	1
stimmt nicht	0

4. Interpretation des Summenwertes

Die Interpretation des HPS-Summenwertes erfolgt in Abhängigkeit von der Erkrankung, die die Pflegebedürftigkeit verursacht. Handelt es sich um eine Demenz, ist die Interpretation nach Tabelle 1 durchzuführen. Bei allen anderen Erkrankungen, also wenn keine Demenz vorliegt, gilt Tabelle 2.

Die Zuordnung des HPS-Summenwertes zu den Kategorien
a) **nicht bis gering** belastet
b) **mittelgradig** belastet
c) **stark bis sehr stark** belastet
erfolgt nach dem Risiko für psychosomatische Beschwerden, das
bei a) **nicht** erhöht ist,
bei b) erhöht ist,
bei c) **stark** erhöht ist.

Anlage: Häusliche-Pflege-Skala HPS

HPS-Summenwert	Belastungsausmaß	Risiko für psychosomatische Beschwerden	Häufigkeit in der Referenzstichprobe (N = 1236)
0–35	nicht bis gering	nicht erhöht [a]	33,8 %
36–45	mittelgradig	erhöht [b]	25,3 %
46–84	stark bis sehr stark	stark erhöht [c]	40,9 %

Tab. 1: Interpretation des HPS-Summenwertes bei **Demenz**

[a] d. h. im Bereich der HPS-Summenwerte von 0 bis 35 entspricht das Ausmaß der körperlichen Gesamtbeschwerden (Gießener Beschwerdebogen GBB-24) dem Erwartungswert in der »Normalbevölkerung«, d. h. 50 % der Befragten weisen einen Prozentrang (PR) der Körperbeschwerden $\leq$ 50 und 50 % einen PR $>$ 50 auf.

[b] im Bereich der HPS-Summenwerte von 36 bis 45 weisen 74 % der Befragten ein überdurchschnittliches Ausmaß an Körperbeschwerden (PR $>$ 50) auf.

[c] d. h. im Bereich der HPS-Summenwerte von 46 bis 84 weisen 90 % der Befragten ein überdurchschnittliches Ausmaß an Körperbeschwerden (PR $>$ 50) auf.

HPS-Summenwert	Belastungsausmaß	Risiko für psychosomatische Beschwerden	Häufigkeit in der Referenzstichprobe (N = 591)
0–41	nicht bis gering	nicht erhöht [a]	61,4 %
42–55	mittelgradig	erhöht [b]	24,4 %
56–84	stark bis sehr stark	stark erhöht [c]	14,2 %

Tab. 2: Interpretation des HPS-Summenwertes **bei allen anderen Erkrankungen**

[a] d. h. im Bereich der HPS-Summenwerte von 0 bis 41 entspricht das Ausmaß der körperlichen Gesamtbeschwerden (Gießener Beschwerdebogen GBB-24) dem Erwartungswert in der »Normalbevölkerung«, d. h. 50 % der Befragten weisen einenProzentrang (PR) der Körperbeschwerden $\leq$ 50 und 50 % einen PR $>$ 50 auf.

[b] im Bereich der HPS-Summenwerte von 42 bis 55 weisen 74 % der Befragten ein überdurchschnittliches Ausmaß an Körperbeschwerden (PR $>$ 50) auf.

[c] d. h. im Bereich der HPS-Summenwerte von 56 bis 84 weisen 90 % der Befragten ein überdurchschnittliches Ausmaß an Körperbeschwerden (PR $>$ 50) auf.

Literaturverzeichnis

Abt-Zegelin, A. (2003): Höchste Zeit für fundierte Programme. In: Forum Sozialstation. 27. Jg., Heft 120, S. 22–24
Abt-Zegelin, A. (2006): Mikroschulungen – Pflegewissen für Patienten und Angehörige, Teil 1. In: Die Schwester/Der Pfleger. 45. Jg., Heft 1, S. 62–65
Abt-Zegelin, A. (2007): Patienteninformationszentren als pflegerisches Handlungsfeld. Aufbau und Gestaltung. Hannover: Schlütersche
Abt-Zegelin, A./Steinbock, S. (2003): Angehörige informieren, schulen und beraten. In: Forum Sozialstation. 27. Jg., Heft 121, S. 36–38
Bamberger, G.G. (2015): Lösungsorientierte Beratung. Praxishandbuch. 5. Aufl. Weinheim: Beltz Psychologie Verlags Union
Bauernschmidt, D./Dorschner, S. (2018): Angehörige oder Zugehörige? – Versuch einer Begriffsanalyse. In: Pflege. 31. Jg., Heft 6, S. 301–309
Behrens, J./Langer, G. (2016): Evidence based Nursing and Caring. 4., vollständig überarbeitete und erweiterte Aufl. Bern: Hogrefe
Benjamin, W. (1932): Ibizenkische Folge. Nicht abraten. In: textlog.de. Historische Texte und Wörterbücher. (Hrsg.) (2011) (https://webcache.googleusercontent.com/search?q=cache:mgFeaeUQWJIJ:https://www.textlog.de/benjamin-nicht-abraten-ibiza.html+&cd=1&hl=de&ct=clnk&gl=de; Zugriff am 19.04.2021)
Bertalanffy von, P. (1972): Vorläufer und Begründer der Systemtheorie. In: Kurzrock, R. (Hrsg.): Systemtheorie. Schriftenreihe der Rias-Funkuniversität, Band 12. Berlin: Colloquium, S. 17–28Bestmann, B./Wüstholz, E./Verheyen, F. (2014): Pflegen: Belastung und sozialer Zusammenhalt. Eine Befragung zur Situation von pflegenden Angehörigen. Hamburg: WINEG & Technische Krankenkasse
Bichakjian, C.K./Schwartz, J.L./Wang, T.S./Hall, J.M./Johnson, T.M./Biermann, J.S. (2002): Melanoma information on the internet: Often incomplete – A public health opportunity? In: Journal of Clinical Oncology. 20. Jg., Heft 1, S. 134–141
Billinger, F. (2011): Stress und Mehrfachbelastung – Pflegende Angehörige werden besonders häufig krank. In: BKK Bundesverband (Hrsg.): BKK Gesundheitsreport 2011. Zukunft der Arbeit. Essen, S. 112–114
BMG (Hrsg.) (2011): Abschlussbericht zur Studie »Wirkungen des Pflege-Weiterentwicklungsgesetzes«. Berlin: Bundesministerium für Gesundheit
Böhme, H. (2000): Standards sind vorweggenommene Sachverständigengutachten. In: Pro Alter. 31. Jg., Heft 3, S. 55–56
Böning, M./Steffen, M. (2014): Migrantinnen aus Osteuropa in Privathaushalten. Problemstellungen und politische Herausforderungen. Berlin: Vereinte Dienstleistungsgewerkschaft (ver.di)
Bohnet-Joschko, S. (Hrsg.) (2020): Zielgruppenspezifische Unterstützung für pflegende Angehörige. ZipA Transferbericht. Witten: Universität Witten/Herdecke. (https://www.angehoerigenpflege.info/bericht/; Zugriff am 15.02.2021)
BStMAS (Hrsg.) (2010): Kurs für pflegende Angehörige. Manual zur Kursgestaltung. Bayerisches Staatsministerium für Arbeit und Sozialordnung, Familie und Frauen. München: Ernst Reinhardt
Büker, C./Sunder, N. (2017): Patientenedukation per Mouse Click – Onlineberatung als neue Aufgabe für die Pflege. In: Segmüller, T. (Hrsg.): Beraten, Informieren und Schulen. Sektion BIS. Duisburg: Deutsche Gesellschaft für Pflegewissenschaft e. V., Sonderheft, S. 44–56

Büscher, A. (2007): Negotiating helpful action. Acta Universitatis Tamperensis 1206. Tampere: Tampere University Press

Büscher, A./Holle, B./Emmert, S./Fringer, A. (2010): Beratungsbesuche nach § 37 Abs. 3 SGB XI. Eine empirische Bestandsaufnahme. Veröffentlichungsreihe des Instituts für Pflegewissenschaft an der Universität Bielefeld. Bielefeld: IPW

DEGAM (Hrsg.) (2018): Pflegende Angehörige von Erwachsenen. S3-Leitlinie. Berlin: Deutsche Gesellschaft für Allgemeinmedizin und Familienmedizin e. V.

Deutsche Alzheimer Gesellschaft (Hrsg.) (2017): Hilfe beim Helfen. Schulungsreihe für Angehörige. Berlin

Deutsche Gesellschaft für Pflegewissenschaft (Hrsg.) (2020): S1 Leitlinie. Häusliche Versorgung, soziale Teilhabe und Lebensqualität bei Menschen mit Pflegebedürftigkeit im Kontext ambulanter Pflege unter den Bedingungen der COVID-19-Pandemie. Duisburg: DGP. (www.dg-pflegewissenschaft.de; Zugriff am 15.01.2021)

Deutsches Netzwerk Evidenzbasierte Medizin e. V. (Hrsg.) (2007): EbM-Glossar. (http://www.ebm-netzwerk.de/grundlagen/glossar#a-e; Zugriff am 01.11.2008)

Dierks, M.-L./Schwartz F.-W. (2001): Nutzer und Kontrolleure von Gesundheitsinformationen. In: Hurrelmann, K./Leppin, A. (Hrsg.): Moderne Gesundheitskommunikation. Vom Aufklärungsgespräch zur E-Health. Bern: Huber, S. 290–306

DNQP (Hrsg.) (2013): Expertenstandard Sturzprophylaxe in der Pflege. 1. Aktualisierung. Osnabrück: Deutsches Netzwerk für Qualitätsentwicklung in der Pflege

DNQP (Hrsg.) (2014a): Expertenstandard Förderung der Harnkontinenz in der Pflege. 1. Aktualisierung. Osnabrück: Deutsches Netzwerk für Qualitätsentwicklung in der Pflege

DNQP (Hrsg.) (2014b): Expertenstandard Schmerzmanagement in der Pflege bei chronischen Schmerzen. Osnabrück: Deutsches Netzwerk für Qualitätsentwicklung in der Pflege

DNQP (Hrsg.) (2015): Expertenstandard Pflege von Menschen mit chronischen Wunden. 1. Aktualisierung. Osnabrück: Deutsches Netzwerk für Qualitätsentwicklung in der Pflege

DNQP (Hrsg.) (2017a): Expertenstandard Dekubitusprophylaxe in der Pflege. 2. Aktualisierung. Osnabrück: Deutsches Netzwerk für Qualitätsentwicklung in der Pflege

DNQP (Hrsg.) (2017b): Expertenstandard Ernährungsmanagement zur Sicherstellung und Förderung der oralen Ernährung in der Pflege. 1. Aktualisierung. Osnabrück: Deutsches Netzwerk für Qualitätsentwicklung in der Pflege

DNQP (Hrsg.) (2019a): Expertenstandard Beziehungsgestaltung in der Pflege von Menschen mit Demenz. Osnabrück: Deutsches Netzwerk für Qualitätsentwicklung in der Pflege

DNQP (Hrsg.) (2019b): Expertenstandard Entlassungsmanagement in der Pflege. 2. Aktualisierung. Osnabrück: Deutsches Netzwerk für Qualitätsentwicklung in der Pflege

DNQP (Hrsg.) (2020): Expertenstandard Schmerzmanagement in der Pflege bei akuten Schmerzen. Aktualisierung 2020. Osnabrück: Deutsches Netzwerk für Qualitätsentwicklung in der Pflege

Dörpinghaus, S./Weidner, F. (2006): Pflegekurse im Blickpunkt. Strukturen – Konzepte – Erfahrungen. Deutsches Institut für angewandte Pflegeforschung e. V. (Hrsg.). Hannover: Schlütersche

Donabedian, A. (1980): The Definition of Quality and Approaches to its Assessment, Vol I. Health Administration Press. Michigan: Ann Arbor

DRK (Hrsg.) (2007): Pflege in der Familie – Ein Begleitprogramm für Angehörige. Berlin: Deutsches Rotes Kreuz

Eggert, S./Schnapp, P./Sulmann, D. (2018): Aggression und Gewalt in der informellen Pflege. Berlin: Zentrum für Qualität in der Pflege

Eggert, S./Teubner, C./Budnick, A./Gellert, P./Kuhlmey, A. (2020): Pflegende Angehörige in der COVID-19-Krise. Ergebnisse einer bundesweiten Befragung. Berlin: Zentrum für Qualität in der Pflege (ZQP). (www.zqp.de; Zugriff am 01.02.2021)

Emmrich, D./Hotze, E./Moers, M. (2006): Beratung in der ambulanten Pflege. Problemfelder und Lösungsansätze. Seelze: Kallmeyer

Ende, M. (1993): MOMO. Stuttgart: Thienemanns

Ewers, M. (2001): Anleitung als Aufgabe der Pflege. Ergebnisse einer Literaturanalyse. Bielefeld: Institut für Pflegewissenschaft an der Universität Bielefeld (IPW)

Ewers, M./Schaeffer, D. (2005): Case Management als Innovation im deutschen Sozial- und Gesundheitswesen. In: Ewers, M./Schaeffer, D. (Hrsg.): Case Management in Theorie und Praxis. 2. Aufl. Bern: Huber, S. 7–28

Eysenbach, G. (2003): Qualität von Gesundheitsinformationen im World Wide Web. In: Bundesgesundheitsblatt – Gesundheitsforschung – Gesundheitsschutz. Heft 46, S. 292–299

Friedemann, M-L./Köhlen, C. (2017): Familien- und umweltbezogene Pflege. 4., überarbeitete und ergänzte Aufl. Bern: Huber

G-BA (Hrsg.) (2021): Richtlinie des Gemeinsamen Bundesausschusses über die Verordnung von häuslicher Krankenpflege. Siegburg: Gemeinsamer Bundesausschuss. (http://www.g-ba.de; Zugriff am 31.05.2021)

Geyer, J./Böhm, F./Müller, F./Friedrichs, J./Klatt, T./Schiller, C. et al. (2020): Die Lebenssituation von Menschen mit Demenz und pflegenden Angehörigen während der Coronavirus-Pandemie. In: Pflege. 33. Jg., Heft 4, S. 189–197

GKV-Spitzenverband (Hrsg.) (2017): Rahmenvereinbarung der Spitzenverbände der Krankenkassen zu Voraussetzungen, Inhalten und zur Qualität sozialmedizinischer Nachsorgemaßnahmen nach § 43 Abs. 2 SGB V vom 1. April 2009 in der Fassung vom 12.06.2017. (http://www.gkv-spitzenverband.de; Zugriff am 01.02.2021)

GKV-Spitzenverband (Hrsg.) (2018): Empfehlungen des GKV-Spitzenverbandes nach § 7a Abs. 3 Satz 3 SGB XI zur Anzahl und Qualifikation der Pflegeberaterinnen und Pflegeberater. (https://www.gkv-spitzenverband.de; Zugriff am 31.01.2021)

GKV-Spitzenverband (Hrsg.) (2019): Empfehlungen nach § 37 Absatz 5 SGB XI zur Qualitätssicherung der Beratungsbesuche nach § 37 Absatz 3 SGB XI vom 29. Mai 2018. (https://www.gkv-spitzenverband.de; Zugriff am 01.02.2021)

GKV-Spitzenverband (Hrsg.) (2020a): Gemeinsame Empfehlungen der Spitzenverbände der Krankenkassen zur Förderung und Durchführung von Patientenschulungen auf der Grundlage von § 43 Nr. 2 SGB V. (www.gkv-spitzenverband.de; Zugriff am 01.02.2021)

GKV-Spitzenverband (Hrsg.) (2020b): Weiterentwicklung der Pflegeberatung. Evaluation der Pflegeberatung und Pflegeberatungsstrukturen gemäß § 7a Absatz 9 SGB XI. Schriftenreihe Modellprogramm zur Weiterentwicklung der Pflegeversicherung. Band 18. Berlin: GKV-Spitzenverband

Gräßel, E. (1997): Belastung und gesundheitliche Situation der Pflegenden. Querschnittuntersuchung zur häuslichen Pflege bei chronischem Hilfs- oder Pflegebedarf im Alter. Egelsbach u. a. Hänsel-Hohenhausen, 1. Auflage 1997. Letzte Validierung. Grau, Gräßel, Berth. The subjective burden of informal caregivers of persons with dementia: extended validation of the German language version of the Burden Scale for Family Caregivers (BSFC). Aging & Mental Health, 2015, Vol. 19(2), S. 159–168

Gräßel, E./Behrndt, E.-M. (2016): Belastungen und Entlastungsangebote für pflegende Angehörige. In: Jacobs, K./Kuhlmey, A./Greß, S./Klauber, J./Schwinger, A. (Hrsg.): Pflege-Report 2016. Schwerpunkt: Die Pflegenden im Fokus. S. 169–187

Gräßel, E./Berth, H./Lichte, T./Grau, H. (2014): Subjective caregiver burden: validity of the 10-item short version of the Burden Scale for Family Caregivers BSFC-s. In: BMC Geriatrics, Jg. 14, Nr. 23, S. 1–9

Herold, G. (2002): Förderung der Beratungskompetenz. In: Unterricht Pflege. 7. Jg., Heft 4, S. 9–17

Herriger, N. (2006): Empowerment in der sozialen Arbeit: eine Einführung. 3. Aufl. Stuttgart: Kohlhammer

Hetzel, C./Alles, T./Mozdzanowski, M. (2017): PAUSE – Pflegende Angehörige unterstützen, stärken, entlasten. Evaluation einer kontrollierten Studie. Kurzfassung. Köln: Institut für Qualitätssicherung in Prävention und Rehabilittion (iqpr) GmbH an der Deutschen Sporthochschule Köln. (https://www.iqpr.de/iqprweg/public/dokumente/forschung/abgeschl_projekte/PAUSE_Bericht_kurz_20170613 pdf; Zugriff am 31.01.2021)

Hobfoll, S.E. (1989): Conservation of Resources: A New Attempt of Conceptualizing Stress. In: American Psychologist. 44. Jg., Heft 5, S. 513–524

Hummel-Gaatz, S./Doll, A. (2007a): Unterstützung, Beratung und Anleitung in gesundheits- und pflegerelevanten Fragen fachkundig gewährleisten. München: Elsevier

Hummel-Gaatz, S./Doll, A. (2007b): Beraten und anleiten. In: Oelke, Uta (Hrsg.): In guten Händen – Gesundheits- und Krankenpflege/Gesundheits- und Kinderkrankenpflege, Pflegerische Kernaufgaben. Berlin: Cornelsen, S. 493–560

Hurrelmann, K. (2006): Gesundheitssoziologie. 6. Aufl. Weinheim: Juventa

Hurrelmann, K./Klingler, J./Schaeffer, D. (2020): Gesundheitskompetenz der Bevölkerung in Deutschland. Vergleich der Erhebungen 2014 und 2020. Bielefeld: Interdisziplinäres Zentrum für Gesundheitskompetenzforschung (ITGK), Universität Bielefeld. DOI: https://doi.org/10.4119/unibi/2950303

Klug-Redman, B. (1996): Patientenschulung und -beratung. Berlin: Ullstein Mosby

Klug-Redman, B. (2009): Patientenedukation. Kurzlehrbuch für Pflege- und Gesundheitsberufe. 2., vollst. überarb. Aufl. Bern: Huber

Kompetenznetz Public Health COVID-19 (Hrsg.) (2020): Umgang mit Falschnachrichten in Medien. Fact Sheet. (https://www.public-health-covid19.de/images/2020/Ergebnisse/2020_05_11_Factsheet_Fake_News-V1.pdf; Zugriff am 10.01.2021)

Konrad, K./Traub, S. (2005): Kooperatives Lernen. Theorie und Praxis in der Schule, Hochschule und Erwachsenenbildung. 2. Aufl. Baltmannsweiler: Schneider

Kricheldorff, C./Franke, A./Bischofberger, I./Otto, U. (2019): »Distance caregiving« – Pflege bei räumlicher Distanz. In: Zeitschrift für Gerontologie und Geriatrie. 52. Jg., Heft 6, S. 519–520

Langer, J./Ewers, M. (2013): »Es ist nicht mehr das alte Leben, das wir führen . . .« – Beratung von Angehörigen im pflegerischen Entlassungsmanagement. In: Pflege. 26. Jg., Heft 5, S. 311–320

Langer, I./Schulz von Thun, F./Tausch, R. (2019): Sich verständlich ausdrücken, 11. Aufl. S. 31, 33 © 2019, Ernst Reinhardt Verlag München/Basel, S. 31, 33. www.reinhardt-verlag.de

London, F. (2010): Informieren, Schulen, Beraten. Praxishandbuch zur pflegebezogenen Patientenedukation. 2., durchgeseh. u. erg. Aufl. Bern: Huber

Mertin, M./Müller, I. (2021): Edukative Aktivitäten und Interventionen in der Pflege. Chronisch Kranke beraten, anleiten, schulen. Stuttgart: Kohlhammer

Mestheneos, E./Triantafillou, J. (2005): Supporting family carers of older people in Europe. Münster: LIT

Michell-Auli, P./Großjohann, K./Kutschke, A./Tebest, R./Raabe, H. (2008): Werkstatt Pflegestützpunkte. Zwischenbericht. Köln: Kuratorium Deutsche Altershilfe (KDA)

Mischke, C. (2012): Ressourcen pflegender Angehöriger – Eine Forschungslücke? Gesundheitssoziologische und empirische Annäherung an ein bislang vernachlässigtes Forschungsfeld. In: Pflege, 25. Jg., Heft 3, S. 163–174

Mischke, C./Meyer, M. (2008): Beratung Pflegender Angehöriger – Pflegeberatungsbedarfe im Verlauf von »Pflegendenkarrieren« aus der Perspektive Pflegender Angehöriger. Projektabschlussbericht. Saarbrücken: Hochschule für Technik und Wirtschaft des Saarlandes

Müller-Mundt, G. (2011): Patientenedukation als Aufgabe der Pflege. In: Schaeffer, D./Wingenfeld, K. (Hrsg.): Handbuch Pflegewissenschaft. Weinheim: Juventa, S. 705–726

Neises, G./Windeler, J. (2001): Wie viel ist »evidenzbasiert«? Eine Übersicht zum aktuellen Forschungsstand. In: Zeitschrift für ärztliche Fortbildung und Qualität im Gesundheitswesen. 95. Jg., Heft 2, S. 95–104

Netzwerk Patienten- und Familienedukation in der Pflege e. V. (Hrsg.) (2008): Konzept zur Erstellung von »Mikroschulungen« am Beispiel der »Subkutanen Injektion«. Witten

Netzwerk Patienten- und Familienedukation in der Pflege e. V. (Hrsg.) (2014): Mikroschulung Sturzvorbeugung. Witten

Oelke, U. (2007): In guten Händen. Gesundheits- und Krankenpflege/Gesundheits- und Kinderkrankenpflege: Pflegerische Kernaufgaben. Berlin: Cornelsen

Portz, F./Erhardt, H. (2003): Struktur und Arbeitsbereiche des Augsburger Modells zur Familiennachsorge »Bunter Kreis«. In: Portz, F./Erhardt, H./beta Institut (Hrsg.): Case Management in der Kinder- und Jugendmedizin. Stuttgart: Thieme, S. 15–25

Rothgang, H./Kalwitzki, T./Müller, R./Runte, R./Unger, R. (2015): BARMER GEK Pflegereport 2015. Pflegen zu Hause. Berlin: Barmer GEK. (www.barmer.de/presse/infothek/studien-und-reports/pflegereport/report-2015-39004; Zugriff am 15.02.2021)

Rothgang, H./Müller, R. (2018): Pflegereport 2018. Schriftenreihe zur Gesundheitsanalyse. Band 12. Berlin: Barmer

Sänger, S./Lang, B./Klemperer, D./Thomeczek, C./Dierks, M.-L. (2006): Manual Patienteninformation – Empfehlung zur Erstellung evidenzbasierter Patienteninformationen. äzq Schriftenreihe Band 25. Berlin: ÄZQ

Schaeffer, D. (2004): Der Patient als Nutzer. Krankheitsbewältigung und Versorgungsnutzung im Verlauf chronischer Krankheit. Bern: Huber

Schaeffer, D. (2006): Bewältigung chronischer Erkrankung. Konsequenzen für die Versorgungsgestaltung und die Pflege. In: Zeitschrift für Gerontologie und Geriatrie. 39. Jg., Heft 3, S. 192–201

Schaeffer, D./Dewe, B. (2006): Zur Interventionslogik von Beratung in Differenz zu Information, Aufklärung und Therapie. In: Schaeffer, D./Schmidt-Kaehler, S. (Hrsg.): Lehrbuch Patientenberatung. Bern: Huber, S. 127–152

Schaeffer, D./Ewers, M./Horn, A./Büker, C./Gille, S./Wagner, F./Weskamm, A. (2020): Gesundheitskompetenz. Kurzinformation für Pflegefachpersonen. Herausgegeben von Deutscher Berufsverband für Pflegeberufe (DBfK) und Nationaler Aktionsplan Gesundheitskompetenz (NAP). Berlin: DBfK/NAP. (https://www.dbfk.de/media/docs/download/Allgemein/Gesundheitskompetenz-Broschuere.pdf; Zugriff am 01.02.2021)

Schaeffer, D./Vogt, D./Behrens, E.M./Hurrelmann, K. (2016): Gesundheitskompetenz der Bevölkerung in Deutschland: Ergebnisbericht. Bielefeld: Universität Bielefeld, Fakultät für Gesundheitswissenschaften. (www.uni-bielefeld.de/gesundhw/ag6/downloads/Ergebnisbericht_HLS-GER.pdf; Zugriff am 01.02.2021).

Schieron, M./Büker, C./Zegelin, A. (2021): Patientenedukation und Familienedukation in der Pflege. Praxisbuch zur Information, Schulung und Beratung von Individuen und Familien. Bern: Hogrefe

Schieron, M./Sunder, N./Büker, C. (2020): Kurzgespräche – »Kostbarkeiten« im Pflegealltag. In: Pflegewissenschaft. 22. Jg., Heft 1, S. 61–67

Schneekloth, U. (2006): Entwicklungstrends und Perspektiven in der häuslichen Pflege. In: Zeitschrift für Gerontologie und Geriatrie. 39. Jg., Heft 6, S. 405–412

Schneekloth, U./Wahl, H.W. (2008): Möglichkeiten und Grenzen selbständiger Lebensführung in Privathaushalten im Lichte der Ergebnisse von MuG III. In: Schneekloth, U./Wahl, H.W. (Hrsg.): Selbständigkeit und Hilfebedarf bei älteren Menschen in Privathaushalten. Pflegearrangements, Demenz, Versorgungsangebote. 2. Aufl. Stuttgart: Kohlhammer, S. 229–242

Schneider, K. (2002): Neue Arbeitsfelder in der Pflege – eine definitorische Klärung, von Beratung, Anleitung und Schulung. In: Unterricht Pflege. 7. Jg., Heft 4, S. 2–8

Schröder, G. (2003): Dekubitusprophylaxe. Erster Nationaler Expertenstandard. In: Österreichische Pflegezeitschrift. 56. Jg., Heft 2, S. 12–16

Schulz von Thun, F. (1975): Verständlich informieren. In: Psychologie heute. 21. Jg., Heft 5, S. 42–51

Segmüller, T. (2015): Formate der Patienten- und Familienedukation. In: Segmüller, T. (Hrsg.): Beraten, Informieren und Schulen in der Pflege. Rückblick auf 20 Jahre Entwicklung. Frankfurt am Main: Mabuse, S. 49–84

Seidl, N./Voss, N. (2020): Erwartungen und Unterstützungsbedarfe von erwerbstätigen und ehemals erwerbstätigen pflegenden Angehörigen. In: Latteck, Ä.-D./Seidl, N./Büker, C./Marienfeld, S. (Hrsg.): Pflegende Angehörige. Genderspezifische Erwartungen an soziale Unterstützungssysteme. Opladen: Barbara Budrich, S. 77–102

Seifert, H.W. (2020): Visualisieren, Präsentieren, Moderieren. 42. Auflage. Offenbach: GABAL

Sickendiek, U./Engel, F./Nestmann, F. (2008): Beratung. Eine Einführung in sozialpädagogische und psychosoziale Beratungsansätze. 3. Aufl. Weinheim: Juventa

Stark, W. (2002): Gemeinsam Kräfte entdecken – Empowerment als kompetenzorientierter Ansatz einer zukünftigen psychosozialen Arbeit. In: Lenz, A./Stark, W. (Hrsg.): Empowerment. Neue Perspektiven für psychosoziale Praxis und Organisation. Tübingen: dgvt, S. 55–76

Statista (Hrsg.) (2021): Kosten für einen stationären Pflegeplatz in Deutschland nach Bundesländern im Jahr 2019. (https://de.statista.com/themen/785/pflege-in-deutschland/; Zugriff am 15.02.2021)

Statistisches Bundesamt (Hrsg.) (2001): Pflegestatistik 1999. Pflege im Rahmen der Pflegeversicherung. Deutschlandergebnisse. Bonn

Statistisches Bundesamt (Hrsg.) (2020): Pflegestatistik 2019. Pflege im Rahmen der Pflegeversicherung. Deutschlandergebnisse. Wiesbaden. (www.destatis.de; Zugriff am 15.02.2021)

Stiftung Health On the Net (Hrsg.) (2017): Discover the 8 principles of the HONcode in 35 languages. (https://www.hon.ch/HONcode/Conduct_de.html; Zugriff am 01.02.2021)

Theunissen, G./Plaute, W. (1995): Empowerment und Heilpädagogik. Ein Lehrbuch. Freiburg im Breisgau: Lambertus

Universität Hamburg/EbM-Netzwerk (Hrsg.) (2017): Leitlinie evidenzbasierte Gesundheitsinformation. (https://www.ebm-netzwerk.de/de/medien/pdf/leitlinie-evidenzbasierte-gesundheitsinformation-fin.pdf; Zugriff am 10.01.2021)

Vaill, P.B. (1998): Lernen als Lebensform. Stuttgart: Klett-Cotta

Watzlawick, P./Beavin, J.H./Jackson, D.D. (2011): Menschliche Kommunikation. Formen, Störungen, Paradoxien. 12., unveränd. Aufl. Bern: Huber

Weinberger, S. (2013): Klientenzentrierte Gesprächsführung. Lern- und Praxisanleitung für psychosoziale Berufe. 14. Aufl. Weinheim: Beltz Juventa

Wenzel, J. (2013): Wandel der Beratung durch Neue Medien. Göttingen: V 6 R unipress

Wingenfeld, K. (2011): Pflegerisches Entlassungsmanagement im Krankenhaus. Konzepte, Methoden und Organisationsformen patientenorientierter Hilfen. Stuttgart: Kohlhammer

Zintl, V. (2006): Lernen mit System. Effektiver Lernen in der Pflege. 2. Aufl. München: Urban & Fischer

ZQP (Hrsg.) (2016): Qualitätsrahmen für Beratung in der Pflege. Berlin: Zentrum für Qualität in der Pflege. (https://www.zqp.de; Zugriff am 15.02.2021)

ZQP (Hrsg.) (2019): Anzeichen für Gewalt gegen pflegebedürftige Menschen. Berlin: Zentrum für Qualität in der Pflege. (www.zqp.de; Zugriff am 15.02.2021)

ZQP (Hrsg.) (2020): Gewalt vorbeugen. Praxistipps für den Pflegealltag. Berlin: Zentrum für Qualität in der Pflege. (https://www.zqp.de; Zuriff am 15.02.2021)

Stichwortverzeichnis

A

AFGIS 54, 58–59
Aktives Zuhören 107
Antwortformate 128, 131–132
Aufklärungspflicht 24
Ausbildungs- und
 Prüfungsverordnung 23

B

Basis-Pflegekurs 84
Behandlungspflege 30
Belastung 9, 11, 13–15, 17–20, 26, 81, 85, 97, 115, 139, 145, 155
– emotionale 14
– gesundheitliche 14
– soziale 15
– zeitliche 14
Belastungsfaktoren 14
Beratung
– geplante 100
Beratungsansatz 38, 101–102, 104–105
Beratungsbedarf 97–98, 109
Beratungsbedürfnisse 97–98, 109
Beratungskonzepte 97, 100, 138, 145, 152
Beratungsprozess 97, 104, 108, 111, 113, 145–146
Beratungsschema 108
Beziehungsaufbau 112
Beziehungsprozess 39, 145, 147

D

Defizit-Modell 120
DISCERN 54, 56–58
Disease-Management-Programme 30, 47
DNQP 31–33, 136

E

Eigenverantwortung 18, 28, 146
Einzelschulungen, häusliche 19, 26, 117, 140
Empathie 106, 108, 126, 147
Empowerment 54, 56, 104, 119
Entlassungsmanagement 31–32, 61, 109, 136, 145, 149
Entwicklung, demografische 19
Ergänzungsschulungen 76
Ergebnisqualität 125–126, 138
Ergebnissicherung 92
Erwartungsabfrage 87, 89–90
Ethik-Kodex 55
Evaluation 32, 58, 76, 78, 81, 93, 103, 125, 127–128, 131, 133–134, 141, 145–146, 152
Evidenz 45–46, 48, 54–55
Expertenstandards 23, 31, 33–34, 140

F

Fachsprache 42
Fachwissen 144
Fallmanagement 140
Fragebogen 93, 128–129, 131–132, 155
Frageformen 102
Fragetechnik 73

G

Gesundheitsinformationen 41, 45, 47, 50, 53–55, 57–59, 65
Gesundheitsreform 47

H

Hamburger Verständlichkeitskonzept 43
Handlungskompetenz 36–38, 91, 96, 144

Hauptpflegeperson 13–15, 66
HON-Code 54–55, 58

I

Informationsvermittlung 36–37, 40–42, 60, 91, 110

K

Klientenzentrierte Gesprächsführung 105
Kommunikationsregeln 87, 90
Kongruenz 106, 108, 147
Körpersprache 40, 107, 114
Krankenversicherungsgesetz 23, 27
Kursinhalte 26, 84, 89, 129–130
Kurskonzeption 80, 87, 93
Kursplanung 81

L

Layout 49, 51, 128
Lebensqualität 18, 47, 57, 98, 153
Lernangebot 37
Lernbedarf 122
Lernbereitschaft 121, 124
Lernerfahrungen 121
Lernfähigkeit 121–122
Lernprozess 35–36, 38, 79, 118, 121, 123, 145
Lerntempo 71, 122–123
Lernumgebung 123
Literaturliste 65
Literaturrecherche 64, 144
Lösungsorientiertheit 104

M

MedCIRCLE 54, 58
Medien 37, 54, 58, 82, 88
Merkblatt 52–53
Mikroschulungen 38, 61, 64
Motivation 29, 68, 85, 89, 97, 120–121, 123, 145–146

N

Nachsorge, sozialmedizinische 28, 30

Netzwerke 17, 83, 105
Neutralität der Informationsvermittlung 50

O

Öffentlichkeitsarbeit 81–82, 139

P

patient education 35
Patientenedukation 33, 35
Patientenschulungsprogramme 27, 37
Patientenüberleitung 136
Pflege, familienorientierte 21
Pflegealltag 9, 20, 91, 98, 100, 115, 117, 122
Pflegebedürftige 9, 11–13, 15–16, 18–20, 22, 24–26, 38–39, 52–54, 61, 64–65, 67–69, 71–72, 76, 80, 82, 84–85, 91, 96, 98, 114–116, 121, 126, 130, 138–140, 153, 155
Pflegeberatung 24–26, 83–84, 95, 101, 114–115, 120, 137–138, 140, 143, 150–151
Pflegekurse 19–20, 26, 37, 66, 80–83, 85–87, 89, 94–96, 116, 128, 131, 138–140, 150
Pflegesituation 16, 21, 66, 81, 85, 94–95, 97–98, 135, 148
Pflegestützpunkte 10, 19, 26, 98, 140–141, 150–151
Pflegeüberleitung 137
Pflegeversicherungsgesetz 11, 24, 27, 33, 138
Problem- und Ressourcenanalyse 67
Prozessqualität 126

Q

Qualität von Informationen 42, 48, 57
Qualitätsdimensionen 125
Qualitätskontrolle 20, 56, 127
Qualitätskriterien 50, 55, 58, 125–126
Qualitäts-Logo 59
Qualitätsproblem 53
Qualitätsverbesserung 127–128, 133

R

Rechtsanspruch 24

Ressourcen 9, 17–18, 21, 39, 97, 102, 104–105, 120, 145–146

S

Schulmedizin 54, 57
Schulungskoffer 62, 65
Selbstbestimmung 17–18, 35, 104, 118–120
Selbstreflexion 76–77, 111, 113, 128
Selbstüberprüfung 77
shared decision making 56–57
Soft Skills 147
Spezial-Pflegekurs 85
Sprachniveau 50, 146
Strukturqualität 126
Studie, randomisierte klinische 46

T

Tabuthemen 91

Teilnehmererwartungen 88

V

Verhaltensänderung 38, 118
Visualisierung 92

W

Wertschätzung 39, 106–108, 126, 147

Z

Zufriedenheitsmessungen 127

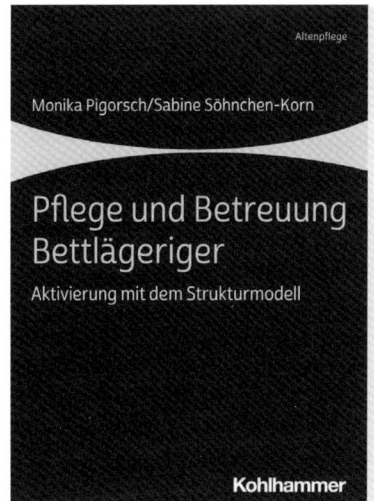

Monika Pigorsch/
Sabine Söhnchen-Korn

Pflege und Betreuung Bettlägeriger

Aktivierung mit dem Strukturmodell

2021. 106 Seiten, 2 Abb. Kart.
€ 19,–
ISBN 978-3-17-039367-7

Bettlägerigkeit hat viele Ursachen. In der Regel wird das Augenmerk in dieser Situation auf eine gute medizinische und pflegerische Versorgung gelegt. Die körperliche Ebene rückt in den Vordergrund. Dabei geschieht es leicht, dass die Persönlichkeit des Betroffenen, mit allem was dazu gehört, in den Hintergrund gerät oder gar nicht mehr wahrgenommen wird. Zu den Aufgaben von Pflegenden muss also auch gehören, Identität, Würde und Teilhabe des bettlägerigen Menschen zu stärken. Dieses Buch liefert in einem ersten Teil theoretische Hintergründe zu Bettlägerigkeit, stellt hilfreiche Konzepte und Methoden zum ganzheitlichen Umgang – auch mit dementiell veränderten Menschen – vor, gibt Anregungen zur Gestaltung des Lebensbereiches Bett und erläutert das neue Strukturmodell in übersichtlicher Form. In einem zweiten Teil werden über 60 konkrete Übungen zur Aktivierung am Bett dargestellt. Es werden Möglichkeiten aufgezeigt, wie Menschen, deren Lebensmittelpunkt das Bett ist, wieder teilweise selbstbestimmt und autonom handeln können. Weiterhin wird das Selbstbewusstsein erhalten und gefördert, damit es nicht zu apathischen und resignativen Verhaltensweisen kommt. Mit ein wenig Vorbereitung, Zeit und Geduld werden Betreuende, Pflegende und ehrenamtliche Mitarbeiter viel Freude bei sich selbst und den erkrankten Menschen wahrnehmen.

Leseproben und weitere Informationen unter
www.kohlhammer.de

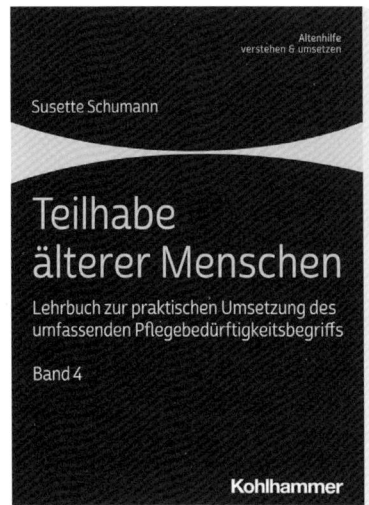

Susette Schumann

Teilhabe älterer Menschen

Lehrbuch zur praktischen Umsetzung des umfassenden Pflegebedürftigkeitsbegriffs, Band 4

2021. 61 Seiten, 4 Abb., 1 Tab.
Kart. € 19,–
ISBN 978-3-17-038832-1

Altenhilfe verstehen und umsetzen

Der neue Pflegebedürftigkeitsbegriff sieht die Teilhabe und das Eingebundensein älterer Menschen in unsere Gesellschaft als qualitätsorientierte pflegerische Arbeit. Dieser Band verfolgt das Ziel, die Planung und Unterstützung der Teilhabe älterer Menschen für die Pflegepraxis zugänglich zu machen. Der vierte Band der Reihe „Altenhilfe verstehen und umsetzen" zeigt Pflegenden Möglichkeiten auf, die Teilhabebedürfnisse und -bedarfe älterer Menschen zu ermitteln. Pflegende werden bei der Vorbereitung und Umsetzung der verschiedenen Teilhabeformen in der Altenhilfe inspiriert und können diese als Qualitätsmerkmal für eine hochwertige Versorgung älterer Menschen implementieren.

Leseproben und weitere Informationen unter
www.kohlhammer.de